AF464951

BIBLIOTHÈQUE D'HYGIÈNE THÉRAPEUTIQUE

Dirigée par le Professeur PROUST

Hygiène des Maladies du Cœur

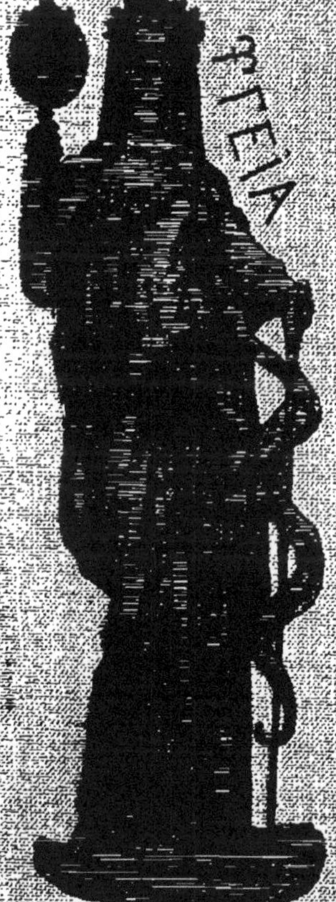

Dr Vaquez

Préface par le Prof. Potain

PARIS
MASSON & Cie

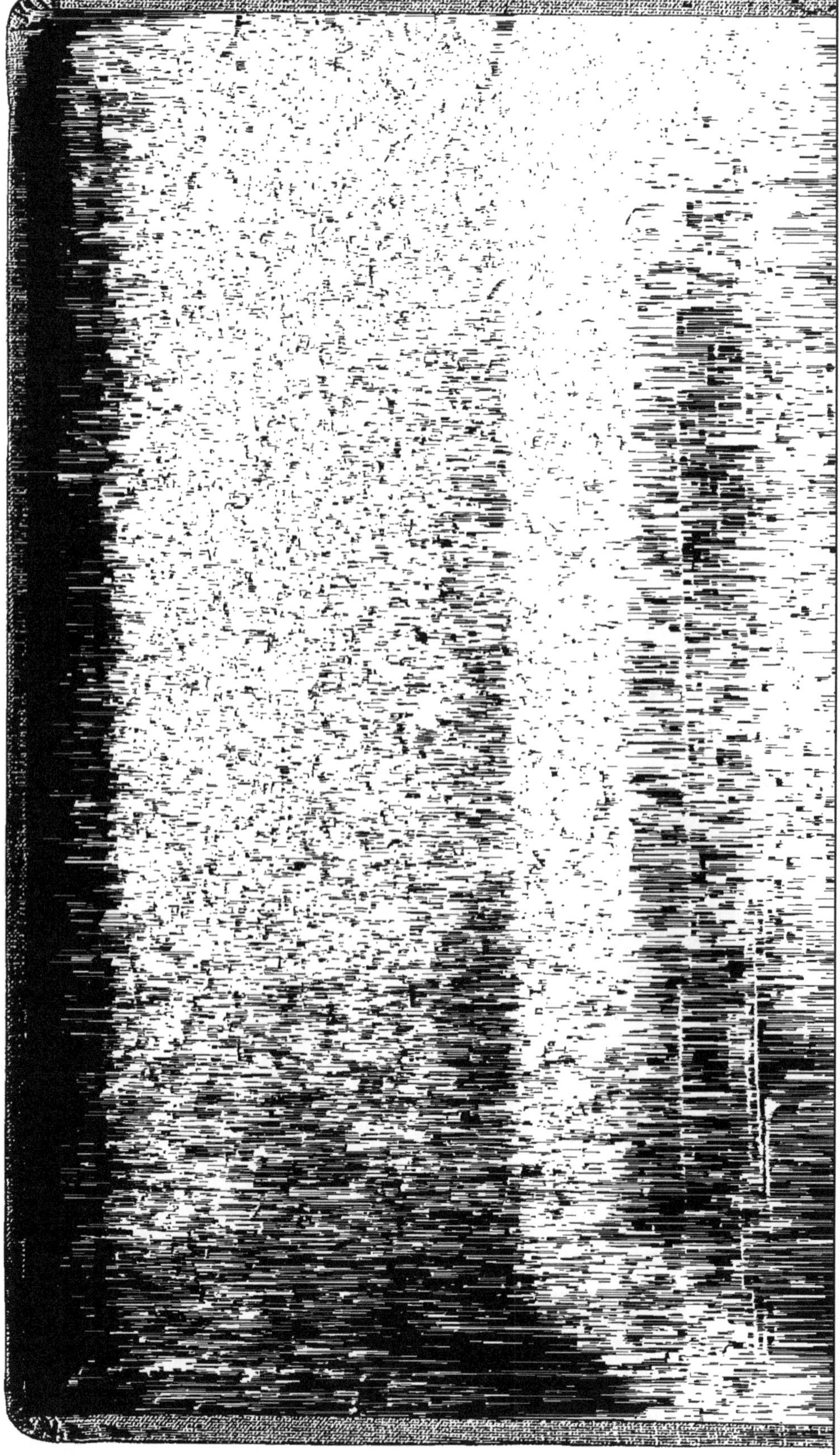

Tc 12
109 XIII

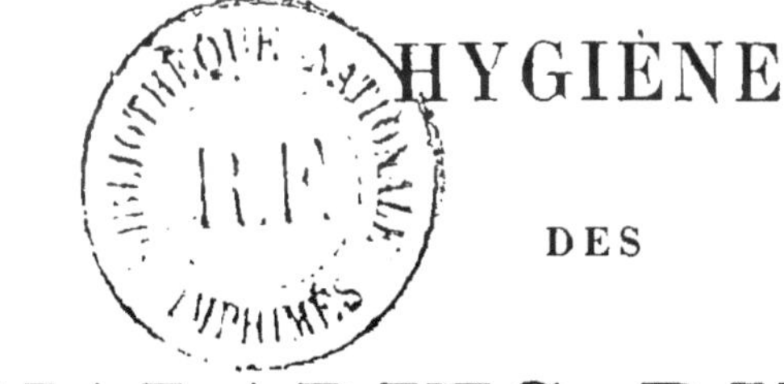
BIBLIOTHÈQUE NATIONALE R.F. IMPRIMÉS

HYGIÈNE
DES
MALADIES DU CŒUR

VOLUMES PUBLIÉS OU EN PRÉPARATION :

Hygiène du goutteux (Prof. A. PROUST et Dr A. MATHIEU).

Hygiène des asthmatiques (Dr BRISSAUD).

Hygiène de l'obèse (Prof. A. PROUST et Dr A. MATHIEU).

Hygiène du syphilitique (Dr BOURGES).

Hygiène et thérapeutique thermales (Dr DELFAU).

Les cures thermales (Dr DELFAU).

Hygiène du neurasthénique (Prof. PROUST et Dr BALLET).

Hygiène des albuminuriques (Dr SPRINGER).

Hygiène du tuberculeux (Drs DAREMBERG et CHUQUET).

Hygiène et thérapeutique des Maladies de la bouche (Dr CRUET).

Hygiène des Maladies du cœur (Dr VAQUEZ).

Hygiène des diabétiques (Prof. PROUST et Dr MATHIEU).

Hygiène des dyspeptiques (Dr LINOSSIER).

Hygiène thérapeutique des maladies de la peau (Dr THIBIERGE).

Coulommiers. — Imp. PAUL BRODARD. — 999-98.

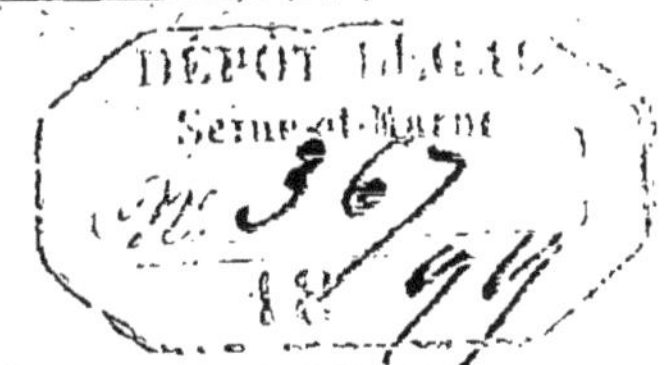

BIBLIOTHÈQUE D'HYGIÈNE THÉRAPEUTIQUE
Dirigée par le professeur PROUST

HYGIÈNE
DES
MALADIES DU CŒUR

PAR

le Dr VAQUEZ
Professeur agrégé à la Faculté de médecine de Paris
Médecin des hôpitaux

PRÉFACE

du Professeur POTAIN
Membre de l'Institut

PARIS
MASSON ET Cie, ÉDITEURS
LIBRAIRES DE L'ACADÉMIE DE MÉDECINE
120, BOULEVARD SAINT-GERMAIN

1899

Tous droits réservés.

PRÉFACE

Il peut d'abord paraître contradictoire de parler d'hygiène à propos de maladie, puisque l'hygiène, présidant à la conservation de la santé, ne saurait prétendre à conserver ce qui n'est plus. Il serait difficile d'arguer, lorsqu'il s'agit de maladie du cœur, que celui-ci étant seul malade, l'hygiène se peut donner pour mission de maintenir l'intégrité des autres organes. Nul organe ne tient autant que le cœur tous les autres sous sa dépendance, la circulation étant partout la condition essentielle de la vie même et de toute activité fonctionnelle. En sorte que là où le cœur est en souffrance, tout à la fois périclite en quelque mesure, et que lorsqu'il est malade, il n'est plus de fonctionnement absolument normal pour aucune partie de l'organisme.

Pourtant, à examiner les choses de plus près, on voit bientôt qu'il n'est aucun genre de maladie où l'hygiène ait à intervenir davantage et doive être réglée avec plus de soin.

L'évolution de la plupart des maladies du cœur comprend en effet deux phases fort distinctes : la première, habituellement assez courte, durant laquelle, sous l'influence de quelque processus inflammatoire ou régressif, se constituent et s'organisent les altérations myocardiques et valvulaires, source de tous les désordres que ces maladies dans la suite jetteront dans l'organisme entier ; la seconde, indéfiniment prolongée, où se développeront peu à peu les funestes conséquences des lésions qui se sont ainsi primitivement constituées. C'est dans la première de ces deux phases qu'ont à se concentrer tous les efforts thérapeutiques propres à enrayer, à arrêter, à faire rétrocéder même le travail pathologique, tandis qu'il crée des lésions si redoutables. Celles-ci une fois formées et parvenues à un état cicatriciel sur lequel rien ne saurait plus avoir prise, la thérapeutique vaincue, ne pouvant plus rien, doit passer la main à l'hygiène. Si ses agents ont encore à intervenir, c'est, comme on le verra, à titre d'adjuvants de celle-ci, ou pour combattre, non pas la maladie elle-même, mais quelqu'une de ses conséquences accidentelles.

Saisir le moment précis où la thérapeutique a achevé l'œuvre qui lui était dévolue, où elle a obtenu tout ce qu'elle pouvait obtenir et où, n'étant plus utile, elle commence à devenir nuisible, où, par suite, l'hygiène désormais peut seule utilement intervenir, là est le point délicat du traitement et le plus difficile peut-être des problèmes qui se posent dans le cours des affections du cœur. Problème d'autant plus important que dans la longue évolution de ces maladies il se pose à nouveau chaque fois que, à l'occasion de quelque infection nouvelle, la lésion vient à subir quelque recrudescence inflammatoire et retourne en quelque sorte à sa phase première.

A partir du moment où la thérapeutique est devenue impuissante à modifier l'état anatomique de l'organe malade, c'est à l'hygiène qu'il appartient d'agir, soit qu'elle aide le cœur à acquérir la puissance nécessaire pour lutter efficacement avec l'obstacle que la lésion a créé, soit qu'elle réglemente les diverses fonctions de l'organisme de telle manière qu'aucune n'ait à requérir du cœur plus de travail qu'il n'est en état d'en fournir sans perturbation grave.

Les médicaments dits cardiaques ne sont plus que des succédanés de l'hygiène, n'ayant en réalité point de vertu curative proprement dite. La digitale même, le plus puissant d'entre eux, quand elle vient au secours du cœur en stimulant son action défaillante ou en réduisant par son influence modératrice sur la circulation périphérique la somme d'efforts imposée à cet organe, agit après tout vis-à-vis de lui à la façon des agents de l'hygiène qui, bien dirigés, peuvent ainsi, quoique avec moins de puissance, produire et cette stimulation et cette modération de l'effort nécessaire.

Mais ce en quoi l'hygiène l'emporte sur les moyens thérapeutiques c'est en cela surtout que son action convenablement réglée devient plus efficace à mesure qu'elle se prolonge; tandis que trop souvent ceux-ci épuisent rapidement la leur, ou, ce qui est plus grave, accumulent leurs effets nuisibles et à la longue se transforment en de véritables poisons.

En réalité, durant cette seconde phase des maladies du cœur, la première place dans le traitement appartient donc à l'hygiène, et c'est seulement quand celle-ci devient insuffisante qu'il convient de lui adjoindre quelques-uns des moyens de la thérapeutique.

Mais l'hygiène des cardiaques est une hygiène très spéciale.

Maintenir par un fonctionnement bien réglé tous les organes en état de résister suffisamment aux influences pathogéniques diverses en regard desquelles une circulation défectueuse tend à les désarmer, est un de ses éléments essentiels. Ménager néanmoins leur activité de telle sorte qu'elle n'impose au cœur que la somme de travail effectif qu'il peut accomplir sans dommage, en est un autre non moins important. Établir un juste équilibre dans l'accomplissement de ces indications différentes et parfois quasi opposées est un problème compliqué qui s'impose au médecin en face de toute maladie du cœur et rend son intervention très attentive et suivie absolument nécessaire. Car de ces solutions plus ou moins heureuses dépendent pour les malheureux cardiaques et la durée de l'existence et le degré d'atténuation qu'il est possible d'apporter à leurs maux.

C'est là le problème difficile et complexe dont le Dr Vaquez a étudié dans ce livre tous les éléments et dont il indique avec beaucoup de compétence les solutions possibles. Il aura, j'en suis persuadé, rendu un signalé service au traitement des maladies du cœur en appelant l'attention du médecin sur les ressources de l'hygiène et sur la nécessité de leur très exacte réglementation, aussi bien qu'en contribuant à écarter les interventions thérapeutiques intempestives ou exagérées, qui sont toujours en même temps si funestes.

Beaucoup de malades réclament de la médecine qu'elle les mette en état d'oublier l'hygiène, c'est-à-dire de commettre à nouveau les mêmes infractions dont ils ont été une première fois victimes. Il importe de leur faire comprendre que l'art de vivre en santé est en très grande partie celui de maintenir l'activité de ses fonctions dans les limites qu'elles ne peuvent franchir impunément; que si ces limites se trouvent restreintes par la maladie, il est trop tard de s'arrêter quand, les ayant franchies, on a provoqué déjà des accidents plus ou moins graves; qu'ils ne sauraient, la plupart du temps, les apprécier d'eux-mêmes et que le plus grand service que le médecin leur puisse rendre est de les leur indiquer à temps et avec précision.

Ce livre est donc un des rares ouvrages médicaux que des malades puissent lire peut-être sans inconvénient et avec quelque fruit. Il leur apprendra, entre autres choses, combien la véritable médecine est loin des spécifiques et des panacées et leur fera comprendre sans doute que le mieux pour eux est de s'en fier, dans la direction de leur traitement et de leur hygiène, aux avis autorisés de leur médecin.

Aux médecins, d'autre part, il montrera combien il s'en faut que leur rôle soit terminé auprès des misérables qu'afflige une maladie organique du cœur quand ils ont formulé l'ordonnance destinée au pharmacien.

C. POTAIN.

1er juin 1899.

HYGIÈNE

DES

MALADIES DU CŒUR

PHYSIOLOGIE ET THÉRAPEUTIQUE GÉNÉRALES

Physiologie normale de la circulation. — Repos, mouvement, effort.
Physiologie pathologique. — A. Conditions nouvelles résultant des affections cardiaques. — Effets mécaniques. — Altérations organiques. — Actions réflexes. — B. Lutte de l'organisme contre les effets des lésions cardiaques. — Rôle du cœur. — Hypertrophie et dilatation. — Rôle des vaisseaux. — Rôle des circulations locales. — Théorie de l'adaptation et de la miopragie.
Thérapeutique générale. — Prophylaxie. — Traitement des affections chroniques organiques. — Médications systématiques. — Le repos et le mouvement au cours des affections cardiaques.

A l'état physiologique la fonction cardiaque s'exerce d'une façon continue, sans fatigue pour l'organe, aussi bien dans le repos que dans les conditions diverses du mouvement et de l'effort.

Pour subvenir aux besoins de la circulation et en dehors de sa force impulsive, le cœur est aidé par l'élasticité artérielle qui conserve et propage l'énergie créée à l'intérieur des ventricules au moment de leur contraction systolique. La distribution même des artères à la périphérie règle le débit des circulations locales suivant leur besoin, et le travail cardiaque n'est ordinairement pas influencé par les variations isolées de pression, que provoque l'état de repos ou de fonctionnement des différents organes. Le cœur ne connaît les besoins de la circulation périphérique que par la plus ou moins grande quantité de sang veineux qui pénètre dans son intérieur à chacune de ses diastoles et c'est sur cette quantité qu'il règle le travail qu'il a à fournir.

Malgré l'harmonieux équilibre qui caractérise l'acte physiologique de la circulation cardio-vasculaire, l'imprévu, toujours possible quand il s'agit de phénomènes vitaux, a lui-même été prévu par la nature. Il est constitué par des phénomènes d'ordres multiples, qui pour la plupart réagissent sur le cœur d'une façon directe ou indirecte.

L'imprévu c'est l'excitation sensitive, douloureuse ou non, venant modifier subitement les conditions de la circulation d'un organe ou d'une partie du corps, c'est un réflexe allant impressionner les centres nerveux et retentir plus spécialement sur ceux qui règlent la circulation générale ou les circulations locales, c'est l'émotion enfin, dont les causes sont infinies, dont les effets sont multiples et qui provoque dans le domaine des vaso-moteurs de si subites variations.

Le cœur est rapidement averti du désordre soudainement apporté à l'équilibre circulatoire. En rapport avec le bulbe et les centres nerveux par l'intermédiaire des filets du pneumogastrique et du grand sympathique qui président à son innervation, il adapte son rythme aux besoins nouvellement créés ou aux troubles transitoirement survenus dans la circulation. Mais cette modification soudaine n'est pas non plus aveugle. S'il appartient aux centres nerveux d'avertir le cœur des changements survenus dans l'équilibre circulatoire, c'est au cœur seul qu'il est réservé de décider du remède qu'il convient de leur apporter. Maître de son rythme, il emmagasine la sensation reçue, et ne prenant les motifs de sa contraction que dans ses ganglions nerveux propres et la contractilité de sa fibre musculaire, il accélère ou ralentit son mouvement suivant ce qui lui est demandé par l'organisme et suivant ce qu'il est en état de fournir.

C'est ainsi que, dans l'état de repos physiologique, l'équilibre circulatoire s'établit et se maintient, utilisant l'énergie cardiaque sans fatigue pour l'organe.

Dans le mouvement et l'effort les conditions de la circulation se modifient, sans que le cœur en soit fâcheusement impressionné.

La contraction musculaire rythmée fait passer dans le muscle une plus grande quantité de sang. Le fait est connu depuis longtemps, mais Chauveau et Kauffmann ont bien mis en relief la vaso-dilatation des vaisseaux intra-musculaires, en rapport avec l'abaissement de pression dans les artères afférentes. Dans ces conditions les contractions du cœur deviennent plus rapides; mais comme l'obstacle à vaincre au niveau des muscles en mouvement est moindre, puisque la pression vasculaire s'y trouve abaissée, l'effort à accomplir par le cœur n'est pas plus considérable et ne provoque aucune fatigue de l'organe. Ainsi c'est encore la circulation périphérique qui règle l'apport suivant ses propres besoins, sans que le cœur y participe d'une façon notable.

Dans le mouvement musculaire généralisé et surtout dans l'effort, les conditions habituelles de la circulation vont se trouver plus profondément atteintes.

Quand la vaso-dilatation est généralisée, le cœur accélère en vain ses battements et l'abaissement de la pression ne peut pas être indéfiniment évité. Les veines s'emplissent de sang et la stase finit par gagner les cavités droites du cœur, dont l'énergie musculaire a diminué sous l'influence de la fatigue.

De même l'effort soumet le cœur à des variations rapides de pression. Tout d'abord c'est le sang veineux qui s'accumule dans les vaisseaux du poumon et dans les cavités droites du cœur, puis, la stase cessant, le sang passe rapidement dans le cœur gauche, dont le ventricule est soumis à un surcroît de fatigue, puisqu'il doit se contracter sur une quantité plus considérable de sang.

A la limite donc des mouvements et de l'effort, les cavités du cœur témoigneront de la fatigue de l'organe en se dilatant. Mais ces cas sont extrêmes et, avant d'en arriver là, les ressources dont dispose le système cardio-vasculaire sont telles que la circulation maintient son équilibre physiologique sans qu'un état s'établisse qui puisse être qualifié de pathologique.

Ces ressources résident très spécialement dans la puissance d'adaptation du muscle cardiaque.

Il faut d'abord considérer que le cœur n'utilise pas d'ordinaire en entier la force dont il est capable. Dans les circonstances physiologiques habituelles il n'est pas à la limite de son action, et, comme Marey l'a montré, s'il y a obstacle, le cœur peut augmenter son effort jusqu'à un effort maximum.

Si la force de résistance du cœur est mise plus avant à l'épreuve, celui-ci trouvera des ressources nouvelles dans des phénomènes biologiques nouveaux, l'un passif, la dilatation, l'autre actif, l'hypertrophie.

A l'état normal, le cœur se dilate sous les moindres efforts, au point d'acquérir des dimensions tout à fait anormales. La radioscopie nous a permis de constater ces changements rapides de volume, qui par leur soudaineté échappaient à la percussion.

Mais la dilatation, on le conçoit, n'est qu'un correctif passager à la rupture de l'équilibre circulatoire intra-cardiaque. Elle ne peut se prolonger sans fatigue pour l'organe, ni sans mettre à l'épreuve la résistance des fibres cardiaques, surtout si celles-ci présentent déjà quelque altération préalable.

L'hypertrophie des parois des cavités cardiaques permet à l'organe de développer une énergie plus considérable et d'augmenter sa puissance d'action en proportion de l'obstacle à vaincre. Si les mouvements sont méthodiquement gradués, ils provoqueront une augmentation du volume des muscles du corps et aussi du muscle cardiaque. C'est ce que l'on constate chez les gymnastes de profession. Cette hypertrophie est habituellement modérée et disparaît lorsque l'on cesse les exercices gymnastiques.

Dans d'autres circonstances, l'hypertrophie se lie plus intimement au phénomène de la dilatation.

Les cavités cardiaques distendues par l'arrivée d'une plus grande quantité de sang, comme cela se voit sous l'influence des efforts répétés et violents, ne peuvent se vider que sous l'influence d'une contraction plus énergique de leurs parois, dont les fibres constitutives finiront bientôt par s'hypertrophier.

Ainsi donc, dilatation, hypertrophie sont des phénomènes physiologiques capables de venir en aide d'une façon provisoire ou définitive au cœur soumis à un surcroît de travail. Mais ce ne sont que des ressources d'exception qui, à la longue, conduiraient à un état pathologique. Qu'une infection ou qu'une intoxication survienne, surprenant ainsi le cœur au maximum de son énergie vitale, et cette infection ou cette intoxication localiseront plus facilement leurs effets sur l'organe surmené; c'est ce que nous voyons journellement en clinique et ce que la pathologie expérimentale a pu reproduire.

Cette courte incursion dans le domaine de la physiologie générale du cœur nous a permis d'entrevoir les procédés divers par lesquels l'organe peut, dans les limites les plus étendues de la vie normale, adapter son action à l'effort qu'il lui faut accomplir.

Habituellement économe de sa force, grâce au soutien que lui fournit le système vasculaire, il peut, quand les circonstances l'exigent, déployer sans fatigue une énergie bien supérieure à celle dont il est ordinairement capable, dilater momentanément ses cavités pour parer à une surcharge soudaine, ou hypertrophier ses parois pour vaincre des obstacles supérieurs à la force dont il dispose normalement.

* * *

A l'état pathologique, c'est encore à des ressources du même ordre que le cœur fera tout d'abord appel pour lutter contre les conditions défavorables qui lui seront imposées.

A. Mais examinons tout d'abord quelles sont ces conditions nouvelles que la maladie détermine.

Les lésions du cœur, multiples dans leurs modalités anatomiques, déterminent des modifications profondes dans la physiologie générale de la circulation et auxquelles l'organisme doit remédier sous peine de déchéance. Ici encore le cœur, le système artériel, les circulations locales, uniront leurs efforts pour augmenter les ressources de défense en face de la lésion cardiaque.

Qu'il s'agisse d'une lésion valvulaire, congénitale ou acquise, qu'il s'agisse d'une altération atteignant le myocarde ou le péricarde, la conséquence immédiate ou prochaine d'une pareille défectuosité consistera dans un surcroît de fatigue pour le cœur et une diminution dans le travail produit.

Les lésions valvulaires ou les lésions congénitales consistent essentiellement dans des rétrécissements ou des insuffisances des orifices.

S'il s'agit de rétrécissement, la masse sanguine à mouvoir restant égale, l'obstacle qui en résultera nécessitera, de la part du cœur ou des parties situées en amont de la lésion, une dépense plus considérable d'énergie, et pour vaincre l'obstacle les parois des cavités seront de ce fait soumises à un travail exagéré.

S'il s'agit d'insuffisance valvulaire, l'onde sanguine projetée à chaque contraction valvulaire, divisée en deux courants par la défectuosité même de la valvule, parviendra diminuée dans le système périphérique; le travail actif du cœur sera donc amoindri. Mais ce n'est pas tout; si l'insuffisance siège sur les valvules auriculo-ventriculaires, les oreillettes sus-jacentes recevront pendant la systole, et avec une vive énergie, une onde sanguine qui ne leur est pas destinée. Les oreillettes se dilateront tout d'abord et s'hypertrophieront ensuite, et le surcroît de fatigue se propagera à tout le système circulatoire, périphérique ou pulmonaire situé en amont. L'effet aura beaucoup moins d'importance s'il s'agit d'insuffisance des artères de la base du cœur.

S'il s'agit d'une lésion portant sur le péricarde

ou sur le myocarde, sclérose ou surcharge graisseuse, il en résultera, à plus ou moins longue échéance, un affaiblissement de l'énergie cardiaque et une diminution dans le travail effectué. Insuffisance de la circulation périphérique, tendance à la dilatation cardiaque, telles seront les conséquences de l'altération des fibres myocardiques. La clinique est d'accord avec la physiologie pathologique générale pour nous montrer que c'est bien à ces conséquences que sont dus les accidents constatés au cours des myocardites chroniques ou des symphyses du péricarde.

Mais suivons plus loin encore les effets des lésions cardiaques .multiples dont nous venons de spécifier l'importance pathologique, relativement à l'action cardiaque elle-même.

La circulation périphérique est réglée par deux facteurs : le premier consiste dans l'impulsion partie du cœur à chaque systole, le deuxième dans la puissance contractile du système artériel. Si la première de ces actions s'affaiblit, et c'est directement ou indirectement l'effet habituel des lésions cardiaques, l'onde sanguine parviendra diminuée et avec une pression moindre dans le système circulatoire artériel; par contre, la circulation veineuse, qui est réglée elle-même, et en partie tout au moins, par la *vis a tergo* et la force que le courant sanguin a acquise dans le cœur et les artères, perdra le plus actif de ses auxiliaires.

Le sang progressera dans les veines avec moins de facilité et d'énergie et la circulation veineuse deviendra languissante. Ainsi donc diminution de la pression artérielle, augmentation de la pression veineuse, tels seront les effets logiques et nécessaires de la lésion cardiaque.

Mais à ces accidents d'ordre mécanique s'en ajoutent bientôt d'autres, ayant de plus graves conséquences encore pour le bon fonctionnement des tissus et des organes. L'apport insuffisant de sang artériel, la stase trop prolongée du sang veineux, auront comme effets une oxygénation insuffisante des éléments constitutifs de l'organisme et une dépuration imparfaite. Nous savons combien dans ces conditions sont faciles les auto-intoxications ou les intoxications exogènes. C'est ainsi que l'on voit le foie s'altérer par l'action des combustions imparfaites dont ses éléments sont le siège et qu'il devient inapte à lutter contre l'effet toxique des poisons qui lui arrivent de toute part par l'intermédiaire de la veine porte. Les autres organes subissent des altérations analogues, et il n'en est pour ainsi dire aucun où l'on ne puisse voir des altérations d'ordre divers, déchéance des éléments nobles, production de tissu de sclérose, suivre de près les troubles circulatoires dont nous avons parlé.

Il est inutile de joindre à ces accidents les effets multiples, d'ordre nerveux pour la plupart, qui accompagnent à certains moments les lésions cardiaques et qui en sont comme des épiphénomènes nécessaires : troubles réflexes d'origine périphérique ou viscérale, spasmes multiples venant d'une façon imprévue, mais toujours fâcheuse, compliquer une situation déjà si profondément menaçante, etc.

En résumé donc, si l'on ne considère que la dynamique cardio-vasculaire, l'effet d'une lésion du cœur consistera essentiellement dans une diminution du travail actif produit et dans une exagération de l'effort cardiaque; comme corollaire nécessaire, il en résultera un affaiblissement de la pression artérielle et un ralentissement de la circulation veineuse. — Si l'on considère l'activité vitale des tissus et des organes, on verra que, diminuée par l'effet des conditions mécaniques défectueuses dont nous avons parlé, elle deviendra inapte à résister aux causes multiples d'altération qui menacent ces tissus et ces organes.

Les troubles complexes, mécaniques et vitaux, qui résultent nécessairement des diverses maladies du cœur, ne permettraient pas une longue survie au sujet qui en est porteur si l'organisme n'avait pas à sa disposition d'extraordinaires ressources.

B. La résistance aux effets des lésions cardiaques s'effectue par le commun accord du cœur, de la circulation et de l'organisme tout entier.

C'est presque exclusivement aux troubles mécaniques de la circulation que le cœur s'efforce de remédier. Nous avons dit qu'à l'état physiologique le cœur n'utilisait pas toute l'énergie qu'il est capable de produire. A l'état pathologique, dans le cas où un obstacle siège sur un point quelconque de la circulation, il n'en sera plus de même. Si l'obstacle siège en aval du cœur, c'est tout le segment situé en amont qui s'emploiera énergiquement à en atténuer les effets; si l'obstacle siège sur un orifice, artériel ou auriculo-ventriculaire, ce sera le ventricule ou l'oreillette situés en arrière qui lutteront contre l'obstacle.

Tout d'abord l'augmentation d'énergie développée par le cœur ne s'accompagnera pas d'une modification notable dans le volume de l'organe, surtout s'il s'agit des ventricules. C'est ainsi que les lésions aortiques ne déterminent pas tout de suite d'hypertrophie du ventricule gauche. Mais les choses ne peuvent rester en l'état et nous allons voir bientôt le cœur user, pour lutter contre les conditions fâcheuses qui résultent de l'état pathologique, des ressources dont, à l'état physiologique, il ne fait qu'un exceptionnel emploi. C'est tout d'abord l'hypertrophie. Celle-ci se développe progressivement, passivement, au niveau des parois des cavités situées en arrière de l'obstacle dont il faut triompher. S'agit-il d'un rétrécissement de l'orifice aortique, le ventricule gauche se développe au point de doubler son épaisseur normale; s'agit-il d'un rétrécissement de l'orifice mitral, l'hypertrophie affecte presque exclusivement les parois de l'oreillette gauche, mais sans pouvoir atteindre la même importance. S'il s'agit de lésions d'insuffisance, l'hypertrophie ne s'en produira pas moins, tout en reconnaissant dans certains cas une raison d'être un peu spéciale.

Il n'est pas douteux que, dans nombre de cas, l'hypertrophie soit capable d'annihiler ou de masquer l'effet de lésions cardiaques encore bénignes. C'est ainsi que le rétrécissement aortique reste pendant fort longtemps une affection peu redoutable, grâce à l'augmentation d'épaisseur du ventricule gauche. Mais il ne peut en être toujours ainsi. Il y a à cela deux raisons. La première est que l'hyperplasie des fibres musculaires ne peut pas être indéfinie, la deuxième qu'elle ne peut s'effectuer que si ces fibres sont assurées d'une nutrition parfaite. Or dans la grosse majorité des cas l'effet des lésions du cœur retentit d'une façon fâcheuse sur le myocarde.

Quoi qu'il en soit, on a donné à de telles hypertrophies le nom de providentielles, et, frappé des bons effets qu'elles déterminaient relativement à l'équilibre circulatoire, on a pensé qu'en elles seules résidait le secret de la guérison des affections cardiaques ou de leur plus longue curabilité.

La production de ces hypertrophies n'a rien de mystérieux ni de providentiel. Elle s'effectue nécessairement en arrière d'un obstacle à surmonter; tout autre muscle de l'économie ferait de même dans des conditions analogues; mais il faut savoir qu'elle ne renferme pas en elle seule la raison d'être de la longue survie des cardiaques. Bien d'autres ressources doivent être employées.

Parmi ces dernières nous trouvons encore la dilatation des cavités cardiaques, phénomène physiologique, comme nous l'avons vu, mais qui, apparaissant plus fréquemment et à un plus haut degré dans les cas pathologiques, peut permettre au cœur d'échapper momentanément aux effets nuisibles d'une surcharge sanguine inopinée. Lorsque la dilatation se répète trop fréquemment ou lorsqu'elle s'exagère, elle indique que la stase devient menaçante et que la résistance des parois cardiaques va bientôt fléchir. N'est-ce pas elle qui nous annonce, dans le cours des processus aigus atteignant le myocarde, que celui-ci est gravement compromis, n'est-ce pas elle aussi, qui, à la période avancée des lésions valvulaires, nous avertit que la fatigue cardiaque est imminente?

Mise en œuvre de la force en réserve, travail lent et progressif d'hypertrophie, dilatation passagère ou durable, tels sont les procédés dont peut user le cœur pour surmonter les conditions défectueuses qui résultent des différentes lésions dont il est le siège. Ceux-ci n'ont rien de mystérieux, ils sont d'ordre physiologique et le cœur dans les états pathologiques ne fait que les adapter aux troubles dont la circulation est menacée.

Mais ce serait une étroite conception de la physiologie pathologique des affections cardiaques que de mesurer le dommage causé à l'équilibre circulatoire par la plus ou moins grande résistance offerte par le cœur aux accidents. C'est cependant d'une pareille conception que résulte la notion de la « compensation » ou de la « non compensation » des maladies du cœur. Elle suppose que c'est du cœur seul que l'on doit attendre la sauvegarde de l'organisme, qu'à lui seul est dévolu le soin de remédier aux troubles qui le menacent. C'est, pour rendre compte de phénomènes pathologiques, laisser trop complètement à l'écart les données les plus certaines de la physiologie.

Celle-ci nous enseigne qu'à l'état de santé l'équilibre circulatoire n'est obtenu que par le commun accord de l'organe central et des systèmes vasculaires périphériques; que la régularisation de la circulation dans les tissus et les organes se fait grâce à l'harmonieuse répartition des domaines artériel et capillaire et que les organes eux-mêmes ont une aptitude spéciale à régler leur circulation individuelle d'après leurs besoins permanents ou momentanés. N'en serait-il plus ainsi à l'état pathologique? Bien au contraire, et la clinique est là pour nous l'apprendre.

C'est en partant de ces données que le professeur Potain, abandonnant la conception si étroite de la compensation des affections du cœur par le cœur seul, lui a substitué la notion de « l'adaptation », qui comprend d'une façon si complète l'ensemble des efforts faits par le cœur pour régler son travail et sa puissance contractile sur la besogne à accomplir, et de ceux accomplis par l'organisme tout entier pour limiter ses besoins aux ressources que la circulation peut lui fournir.

Si l'on prend comme exemple ce qui se passe dans le rétrécissement mitral, n'est-il pas évident que la tolérance ne résulte pas exclusivement de l'hypertrophie plus ou moins considérable qu'aura acquise l'oreillette gauche, si variable d'ailleurs, mais aussi de l'adaptation progressive des organes à la diminution fonctionnelle de l'activité circulatoire? Aussi, lorsque le sujet ainsi atteint est dans les conditions d'existence normale, il ne résulte guère d'accidents fâcheux, pendant longtemps tout au moins, de la lésion cardiaque. Mais qu'il survienne une cause quelconque de fatigue, de suractivité fonctionnelle pour un organe, et l'on verra de suite cet organe, et cet organe seul, faillir à sa tâche. C'est encore ce que le professeur Potain a parfaitement expliqué avec la notion de la miopragie (μειόν, moindre ; πραξίς, fonction). La miopragie caractérise l'état de fonctionnement restreint dans lequel se trouvent les organes, au cours de la plupart des affections cardiaques et de certaines en particulier, comme le rétrécissement mitral. Ces organes, parfaitement aptes à leur rôle quand il ne leur est rien demandé qui soit supérieur à leurs ressources ainsi restreintes, deviennent soudainement incapables de subvenir aux frais d'une exigence fonctionnelle plus grande. Les limites de leur activité sont pour ainsi rapprochées et la défaillance suit de près la demande d'un surcroît de besogne de leur part. Et cela se manifeste de bien des façons diverses. Prenons-en quelques exemples.

Chez les sujets atteints de rétrécissement mitral, la respiration semble souvent physiologiquement normale, pour les besoins habituels de l'existence. Mais qu'une marche un peu précipitée soit nécessaire, et de suite la soif d'air, l'état de fatigue pulmonaire se manifesteront. Est-ce à dire que le cœur soit subitement devenu insuffisant à sa tâche? Nullement, et c'est seulement parce que le poumon, dont l'activité est fonctionnellement diminuée, ne peut adapter son effort aux besoins nouveaux de l'organisme, que les accidents apparaissent. La dyspnée d'effort, si habituelle aux cardiaques, est donc la meilleure preuve de l'état de miopragie dans lequel se trouvent les organes.

Chez ces mêmes sujets on voit souvent une simple indigestion, une intoxication alimentaire déterminer des phénomènes de congestion hépatique avec ébauche des accidents de l'asystolie. C'est qu'ici encore la fonction antitoxique habituelle du foie, restreinte par le fait de la maladie, n'a pu se hausser aux nécessités d'un accident intercurrent, qui chez tout autre sujet et dans toute autre condition n'aurait été suivi d'aucune manifestation pathologique.

L'apparition inopinée de graves accidents chez les femmes cardiaques au cours de la grossesse n'est-elle pas une preuve encore plus convaincante de la miopragie? Il ne s'agit plus ici d'un état pathologique intercurrent, mais de conditions physiologiques un peu spéciales, mettant en jeu la suractivité fonctionnelle des organes. Cette suractivité intéresse surtout le domaine de l'appareil respiratoire, et c'est justement du côté de celui-ci que les accidents d'intolérance se manifestent dans le cours des symptômes graves dont nous parlons.

Cette notion de la miopragie peut s'étendre à des conditions pathologiques très diverses, mais appliquée à la physiologie des maladies du cœur, elle en explique merveilleusement les modalités diverses. Elle rend compte d'une façon saisissante de ces asystolies localisées ou partielles que les auteurs ont très bien décrites au point de vue de la clinique. Elle nous explique qu'au cours d'une affection cardiaque univoque on puisse voir apparaître des accidents hépatiques ou pulmonaires sans retentissement marqué, au début tout au moins, sur le reste de l'organisme, alors que, suivant la conception ancienne, la compensation de la lésion semble encore parfaite. L'adaptation fonctionnelle des divers organes, dépendant de leur état physiologique antérieur et de conditions spéciales pouvant les affecter isolément et personnellement, n'est donc pas équivalente pour chacun d'eux, et c'est justement ce qui fait la variabilité extrême des accidents au cours d'une lésion cardiaque, qui paraît anatomiquement semblable chez la plupart des sujets qui en sont porteurs.

En résumé donc, les ressources que l'organisme tient en réserve pour annihiler ou tempérer les effets des affections du cœur sont de deux ordres : les unes, mécaniques et aveugles, pour ainsi dire, siègent dans le cœur lui-même. Elles résident dans la faculté que possède cet organe d'augmenter sa puissance contractile, d'hypertrophier ses parois en raison de l'obstacle qu'il doit vaincre, et de se dilater momentanément pour parer aux accidents pressants de la stase veineuse. La dilatation du cœur droit, avec l'insuffisance de la tricuspide qui en résulte, est la dernière manifestation de cette faculté; c'est la dernière sauvegarde, trop vite impuissante aussi, contre la rupture définitive de l'équilibre circulatoire.

Les ressources du deuxième ordre résident dans le système vasculaire périphérique, dans les circulations locales et organiques et dans la faculté que les organes présentent d'adapter leurs besoins aux conditions nouvelles résultant de l'affection cardiaque. Cette aptitude d'adaptation, essentiellement physiologique aussi, n'est pas créée de toutes pièces pour combattre les effets des troubles pathologiques; elle est simplement dirigée dans une voie nouvelle, au mieux de la défense de l'organisme.

Ainsi donc la résistance aux dangers qui résultent des maladies du cœur ne met en jeu, aussi bien pour le cœur que pour les autres organes, que les conditions physiologiques habituelles. Rien de nouveau n'apparaît qui ne soit connu déjà, mais tout alors nous fait voir et met en relief les merveilleuses ressources de l'aptitude fonctionnelle de l'organisme, que l'état pathologique développe et rend manifeste.

*
* *

La thérapeutique des affections cardiaques doit s'inspirer de la physiologie normale et pathologique de l'organe, ainsi que des enseignements de la clinique. Celle-ci nous apprend que la plupart des maladies infectieuses, et certaines plus spécialement, peuvent n'atteindre que le cœur, et que des conditions défectueuses en hygiène peuvent également provoquer l'éclosion de lésions cardiaques de nature spéciale. Elle nous apprend aussi que ces lésions, difficiles à diagnostiquer à leur apparition, sont souvent évitables avec un soin attentif et des précautions minutieuses, et que, capables de rétrocéder quand on intervient utilement au moment où elles se manifestent, elles sont au contraire tenaces et indestructibles quand elles sont définitivement constituées. Aussi tous nos efforts doivent-ils tendre à prévenir les affections cardiaques, au cours des maladies où elles peuvent apparaître, à lutter résolument contre elles dès le moment de leur production, et plus tard, quand elles sont devenues chroniques, à s'opposer à leur aggravation définitive.

Pour prévenir l'éclosion des maladies du cœur, il faut connaître exactement les affections qui peuvent leur donner naissance, et savoir que nées au cours de ces dernières, elles évoluent lentement, insidieusement et ne sont définitivement constituées que lorsque la maladie primitive paraît elle-même guérie. Dès ce moment donc le traitement des affections cardiaques repose sur un diagnostic rigoureux.

Dans le cours du rhumatisme, par exemple, les prescriptions habituelles d'hygiène et de thérapeutique devront être spécialement sévères lorsque l'on aura des raisons de craindre une extension de la maladie vers le cœur ou d'en reconnaître les premières atteintes. On ne devra laisser le malade libre de toute surveillance médicale qu'après la disparition complète de tous les signes pathologiques. La recommandation n'est pas superflue, tant la connaissance de ces signes est délicate, leur apparition et leur disparition insidieuses. Nous n'insistons pas sur les règles à suivre à ce sujet, devant les exposer plus complètement dans le cours de cet ouvrage.

A l'âge adulte, c'est par l'observation raisonnée des lois de l'hygiène que l'on pourra prévenir ou retarder l'apparition de certaines affections cardiaques ou myocardiques qui souvent débutent à ce moment. La sclérose cardiaque, la surcharge graisseuse du cœur, dépendent très souvent de conditions défectueuses, comme une alimentation vicieuse, une sédentarité excessive, que l'on pourra facilement combattre par une diététique appropriée et un entraînement méthodiquement dirigé.

Lorsque la lésion cardiaque, endocardique ou myocardique s'est définitivement constituée, c'est à en combattre les fâcheux effets qu'il faudra mettre tous ses soins. C'est alors que le problème présente les plus grandes difficultés, la conduite à tenir devant naturellement varier avec les modalités cliniques et les phases de la maladie.

Il faut savoir tout d'abord que, parmi les affections cardiaques, certaines sont capables de rétrocéder, tandis que d'autres, une fois constituées, sont anatomiquement incurables. La sclérose cardiaque et surtout la surcharge graisseuse du cœur sont capables de s'atténuer et de disparaître, la seconde surtout, sous l'influence du traitement. Il n'en est pas de même des lésions valvulaires, et, quoiqu'on ait prétendu le contraire, quoique exceptionnellement certaines aient pu rétrocéder complètement, dans l'immense majorité des cas les déformations qui les constituent restent indélébiles. La chirurgie, si puissante par ailleurs, n'a pas encore étendu son action jusqu'à la curabilité des lésions cardiaques, bien que, selon nous, celles-ci ne doivent pas constituer un domaine à jamais intangible.

La thérapeutique des affections chroniques organiques du cœur a passé par plusieurs phases différentes. Tout d'abord avec Sénac on leur appliqua la médication proposée par Valsalva pour le traitement des affections vasculaires. Frappé de voir certains des plus graves symptômes disparaître sous l'influence du repos et d'une alimentation réduite, on traita préventivement et systématiquement toutes les affections cardiaques par la saignée, les purgatifs et l'immobilisation. Au commencement du siècle, certains auteurs, comme Stokes, avaient bien tenté de réagir contre cette méthode irrationnelle et déprimante. Mais on était à ce moment trop occupé de fixer la séméiologie des affections du cœur pour discuter longuement la thérapeutique qui leur était applicable.

Plus tard, quand, grâce aux travaux de Laënnec, de Bouillaud, le tableau clinique des maladies du cœur fut dessiné à traits plus exacts, on s'appliqua à étudier plus attentivement le traitement qu'elles réclamaient.

Mais à cette époque la discussion portait presque exclusivement sur l'action et l'opportunité des médicaments cardiaques. La médication était purement symptomatique et c'est alors que l'on apprit à connaître les merveilleux effets de la digitale et de l'alimentation lactée dans la cure des accidents résultant des maladies du cœur.

Depuis quelques années le traitement dit systématique des affections cardiaques a été remis en honneur, et, non content d'affirmer que le repos leur était presque toujours nuisible, on a prétendu que l'exercice convenablement dirigé pouvait constituer une méthode thérapeutique propre à retarder presque indéfiniment les accidents. Ces prescriptions sont-elles rationnelles? s'accordent-elles avec les données que nous ont fourni la physiologie et la pathologie générale des affections cardiaques? c'est ce que nous allons tenter de déterminer.

Comme nous l'avons vu, dans la lutte contre les troubles divers qui résultent des affections cardiaques, l'organisme n'use pour sa défense que des ressources que la physiologie normale met à sa disposition. La pathologie en ce sens ne crée rien. Toute thérapeutique rationnelle doit également s'appuyer sur ces données, par les règles de l'hygiène tant que l'équilibre circulatoire est maintenu, par elles encore et par les agents que la matière médicale met à notre disposition, quand les troubles commencent à apparaître.

Dans la période d'adaptation des lésions valvulaires du cœur, le repos ou la restriction trop absolue des mouvements n'est pas nécessaire. Ils peuvent même être nuisibles. Contrairement à ce que l'on a dit, le repos n'empêche pas le cœur de s'hypertrophier, dans les limites où il le doit faire. Chez des sujets alités depuis longtemps, les lésions aortiques déterminent l'augmentation d'épaisseur des parois ventriculaires, comme chez ceux qui sont soumis au mouvement. Mais souvent cette hypertrophie coïncide avec un certain degré de surcharge graisseuse, si fréquente dans le cours des lésions cardiaques et qui nuit manifestement à l'énergie du myocarde. Il peut résulter de ce fait des conditions défavorables dans la nutrition du muscle cardiaque et dans le soutien que l'organisme attend de lui pour résister à l'effet des maladies du cœur.

D'autre part le repos exagéré diminue l'activité des tissus, restreint les fonctions des organes, et, en réduisant les échanges, ne permet pas aux déchets organiques d'être résorbés dans les conditions normales. Il résulte de ce fait des intoxications multiples, la production exagérée de graisse, en un mot des modifications profondes dans la vitalité des tissus et des organes. Cela favorise au plus haut point l'apparition des altérations si fréquentes au cours des affections cardiaques, en même temps que les circulations locales ne fournissent plus à l'appareil circulatoire l'aide qu'elles doivent physiologiquement lui apporter.

L'exercice et le mouvement, au contraire, pourvu qu'ils soient raisonnablement pratiqués, ne sont pas en contradiction avec les données de la physiologie pathologique des affections cardiaques et peuvent dans nombre de cas devenir le précieux auxiliaire de l'organisme dans sa résistance contre ces affections. Est-ce, comme certains auteurs l'ont admis, en favorisant l'hypertrophie cardiaque, est-ce en diminuant la résistance dans la circulation périphérique? Nous ne le pensons pas. Comme nous l'avons dit, l'hypertrophie cardiaque au cours des affections valvulaires se produit en dehors de l'exercice et du mouvement; d'autre part, l'exercice et le mouvement, s'ils ne sont pas bien dirigés, peuvent déterminer des troubles circulatoires aussi graves que ceux qu'ils voudraient combattre. Le secret de leur efficacité est dans toute autre chose. Il est dans l'harmonie qu'ils maintiennent entre les divers organes et l'équilibre général de la santé; il est aussi dans l'entraînement progressif qui permet de reculer pour l'organisme les limites de l'adaptation à l'affection cardiaque. Tel sujet qu'un trop long repos aura rendu inapte aux mouvements un peu actifs et chez lequel l'essoufflement apparaîtra au moindre effort, verra sous l'influence d'exercices sagement gradués la respiration devenir plus ample et les mouvements musculaires plus faciles. Toutes ces conditions assureront également une nutrition plus normale du myocarde, ce qui ne peut être qu'avantageux pour le rôle que cet organe doit remplir.

C'est en ce sens que les prescriptions d'Œrtel sont judicieuses et peuvent être appliquées sans danger aux affections cardiaques.

Mais autant, dans les limites que nous venons de tracer, l'exercice peut convenir à la plupart des affections cardiaques, alors que les symptômes d'intolérance n'ont pas apparu, autant il serait nuisible dans les cas où le malade en userait immodérément, comme dans les cas où l'affection cardiaque aurait déjà déterminé des troubles sérieux.

Nous savons en effet que, si les mouvements limités peuvent s'exercer sans fatigue cardiaque, au contraire les mouvements généralisés ou violents surmènent le cœur et provoquent la dilatation de ses cavités. Nous avons étudié le mécanisme de cette dilatation et nous savons qu'elle se produit avec une facilité d'autant plus grande que le cœur est plus affecté. Il devra donc y avoir dans les prescriptions à faire pour chaque cas des degrés différents établis d'après la connaissance exacte de la lésion, la résistance du sujet et la façon dont son cœur réagit.

C'est au nom de ces considérations essentiellement physiologiques et cliniques que, si nous tenons pour bonne l'application des exercices musculaires dans le traitement des affections cardiaques, nous réprouvons leur emploi systématique et aveugle. Les affections cardiaques ne doivent pas, comme on le dit à tort, être traitées par le mouvement, mais le mouvement peut être avantageusement conseillé au cours des affections cardiaques. La différence de conception est considérable. Elle réside pour nous dans ce fait que, partisan d'un entraînement progressif et méthodique par un aide prudent et habile sous la surveillance d'un médecin, convaincu que les exercices doivent consister d'abord en mouvements passifs avant d'en arriver aux mouvements actifs, nous nous opposons à toute méthode systématisée et inflexible, surtout si elle supprime l'aide qui doit la surveiller. C'est pour cela que la mécanothérapie, telle que l'a imaginée Zander, malgré la limitation plus mathématique de l'effort qu'elle paraît apporter, nous paraît inférieure à la gymnastique dite de résistance faite par un aide. En effet, les signes qui indiquent que les exercices doivent être interrompus, et qui sont l'essoufflement, la tachycardie et la dilatation cardiaque, ne sauraient être interprétés que par un aide avisé, non étranger à l'observation médicale.

Dans ces limites donc, les exercices, les pratiques de la gymnastique, non de la gymnastique française, qui, peu profitable à l'état de santé, peut être nuisible à l'état de maladie, mais de la gymnastique de résistance, sont applicables au traitement des affections cardiaques à l'époque d'adaptation, pourvu que les exercices soient réglés pour chaque sujet et dirigés avec intelligence.

Nous n'avons eu ici en vue que les cas où il s'agissait d'affection valvulaire du cœur. Lorsque l'on a affaire aux autres affections myocardiques, sclérose cardiaque et surtout surcharge graisseuse du cœur, les prescriptions à ce sujet peuvent être modifiées. La pratique des exercices passifs puis des exercices actifs peut être encore conseillée avec l'adjonction d'un régime alimentaire spécial. Ici encore il ne faut prendre de décision qu'après examen approfondi et surveiller les effets de l'entraînement musculaire que l'on aura prescrit.

Lorsque les affections cardiaques, quelles qu'elles soient, se seront compliquées de troubles mettant en danger l'équilibre circulatoire, les exercices et le mouvement devront faire place au repos et au traitement rationnel par les médicaments usuels. Nous n'insisterons pas longuement sur leur mode d'action; nous dirons seulement qu'ils ont habituellement pour effet de déterminer une élévation de la tension artérielle, en augmentant l'énergie cardiaque, et de soulager la circulation veineuse en provoquant une diurèse plus ou moins abondante. Ici encore l'action thérapeutique n'invente rien et ne fait qu'adapter au danger à combattre les moyens que la physiologie met à la disposition de l'organisme.

Mais, lorsque les accidents auront été conjurés, il sera bon de ne rendre au sujet la liberté de ses mouvements qu'après lui avoir fait subir un entraînement progressif, gradué avec une prudence qui peut paraître excessive, mais que nécessite l'importance du service à rendre.

C'est de cette façon, et en tenant toujours compte des enseignements de la physiologie normale et pathologique du système circulatoire, que l'on pourra, par les ressources combinées de l'hygiène et de la thérapeutique, restreindre le nombre des affections cardiaques, en diminuer la gravité et reculer d'une façon toujours très appréciable le terme de leur fatale échéance.

HYGIÈNE
AU COURS DES ACCIDENTS AIGUS

Principes généraux. — Rôle des médications dans le développement des lésions cardiaques. — Rôle des maladies infectieuses. — Hygiène prophylactique au cours des maladies aiguës. — Hygiène thérapeutique.

La connaissance exacte et précise de la pathologie est nécessaire dans l'établissement des règles hygiéniques qui ont pour but la sauvegarde du cœur au cours des affections aiguës et chroniques qui peuvent l'atteindre.

Savoir quelles sont les principales maladies capables de provoquer l'apparition de complications cardiaques, connaître les sujets qui, par leur âge, leur prédisposition particulière, les conditions de leur existence sont les plus susceptibles de présenter de pareilles complications, telles sont les connaissances indispensables dont il faudra s'entourer avant de fixer les principes qui devront nous guider dans les prescriptions hygiéniques à imposer aux malades.

Faire ressortir l'importance qu'il y a à préserver les sujets, surtout lorsqu'ils sont jeunes, des diverses affections qui s'accompagnent plus volontiers de complications cardiaques, serait une banalité et les recommandations habituelles à faire à ce sujet n'ont ici rien de spécial; et cependant, pour prouver encore l'évidente utilité des lois de l'hygiène, ne faut-il pas rappeler que les maladies infectieuses de l'enfance, même bénignes dans leur évolution, scarlatine, variole, diphtérie, fièvre typhoïde, sont toutes capables, après avoir guéri, de laisser à leur suite des « séquelles » myocardiques ou endocardiques, qui retentiront sur l'existence et pourront en abréger le cours. La question n'a pas une moindre valeur lorsqu'il s'agit du rhumatisme, cette infection propre à l'enfance et à l'adolescence, qui récidive avec tant de facilité et avec tant de facilité aussi frappe le cœur de différentes façons, mais trop souvent d'une manière indélébile. N'en est-il pas de même de la tuberculose, dont le rôle pathogénique sur l'évolution des affections cardiaques est encore incomplètement connu? Il n'y a pas bien longtemps qu'on lui attribue une part de tout premier ordre dans l'étiologie des péricardites suraiguës et des symphyses qui en résultent, et c'est d'hier à peine que son rôle possible sur certaines lésions orificielles a pu être invoqué.

Enfin les infections secondaires dont la plupart

des maladies peuvent être suivies sont trop souvent le point de départ de lésions cardiaques diverses, ordinairement graves dans leurs manifestations. L'observation scrupuleuse des lois de l'asepsie a permis de diminuer considérablement le nombre des complications cardiaques de la septicémie. De fait, aujourd'hui, les cas d'endocardite, de péricardite ou de myocardite septiques consécutives à l'accouchement ou aux opérations chirurgicales sont tout à fait exceptionnels. De même, les infections secondaires de la fièvre typhoïde, de la variole, de la scarlatine ont bien diminué de fréquence et par là les dangers pour le cœur sont devenus beaucoup moins redoutables. Il n'en reste pas moins vrai que les infections primitives, dont il est souvent encore difficile de prévenir l'apparition, constituent pour le cœur une menace constante. C'est à les combattre ou à les modérer qu'il faut employer tous ses soins lors de l'éclosion d'une maladie aiguë, et nos moyens sont différents suivant l'affection à laquelle on a affaire.

Il est tout d'abord une remarque générale à faire sur le rôle attribué aux médications plus ou moins systématiques des maladies infectieuses dans le développement des affections cardiaques : c'est qu'à leur début on a toujours eu tendance à les rendre responsables des complications qui peuvent survenir du côté du cœur. Le fait en lui-même n'a rien de surprenant. Toute thérapeutique nouvelle entraîne naturellement une précision plus grande dans l'observation des phénomènes symptomatiques de la maladie, incité que l'on est à se rendre un compte exact des effets de la médication employée; il en résulte donc que l'on est porté à considérer comme nouveaux des symptômes jusque-là mal connus et, par une pente naturelle, à les attribuer à la thérapeutique en usage.

C'est ce qui est arrivé lorsqu'on a commencé à se servir du sulfate de quinine dans le traitement du rhumatisme articulaire aigu. On sait que l'on a mis alors sur son compte les complications que l'on voit trop souvent survenir du côté de certaines séreuses, et notamment le rhumatisme cérébral. De même, lorsque la médication salicylée fut mise en honneur, on lui attribua tous les méfaits du rhumatisme. On supposa, bien gratuitement, que l'endocardite survenait plus aisément après son emploi. Si cette assertion contient une part de vérité, cela ne peut se faire que d'une façon bien indirecte. Il est certain que le salicylate de soude, par son action énergique, hâte manifestement l'évolution du rhumatisme et permet aux fluxions articulaires de s'éteindre vite. Si l'on n'y prend pas garde, la confiance aveugle dans le médicament peut faire considérer comme guéris des malades encore menacés de nouvelles arthrites ou en puissance de complications endocardiques méconnues. On risque donc, par une coupable inattention, ou de faciliter une récidive, ou de laisser évoluer, sans médication et sans soins appropriés, une inflammation endocardique ou péricardique qui pourra passer à la chronicité. Mais la médication salicylée n'est pas, en fait, plus responsable de l'une que de l'autre.

Le professeur Potain s'exprime ainsi à ce sujet :

« L'influence de cette médication sur l'évolution de l'endocardite a été diversement jugée et en général mise en doute ou même absolument niée. Mon collègue le professeur Sée, à qui nous devons l'introduction en France de cette précieuse médication du rhumatisme, ne croit pas qu'elle puisse modifier en rien la marche des complications endocardiques. En cela je pense qu'il se trompe et n'apprécie pas assez haut le service considérable qu'il a rendu. De fait, il serait bien étonnant que la médication salicylée, dont l'action sur les fluxions rhumatismales des jointures est si évidente, devînt justement inefficace quand la même fluxion atteint les séreuses viscérales. »

Ainsi donc il n'y aurait pas lieu de craindre l'emploi de la médication salicylée systématique dans le cas où le cœur paraît être sérieusement menacé dans le cours du rhumatisme articulaire. Cependant, certains auteurs craignent l'emploi de doses trop élevées lorsque le myocarde paraît être touché, ou lorsque l'innervation cardiaque est profondément troublée. Le professeur Grasset fait en effet des réserves sur l'emploi de la médication salicylée au point de vue de deux organes : le cœur et l'encéphale. « Nous considérerions pour notre part, dit-il, comme contre-indication à ce moyen, les premiers signes d'une lésion cardiaque, spécialement d'une myocardite, et aussi les phénomènes marqués de fluxion méningo-cérébrale accentuée. »

Il ne nous semble pas que l'on doive abandonner l'emploi de la médication systématique par le salicylate dans la crainte de voir naître ou s'accentuer des complications cardiaques; chez l'enfant, notamment, le médicament, comme l'a fait remaquer Archambault, est particulièrement bien supporté, mais il faut se souvenir qu'il n'est pas nécessaire d'en arriver aux doses élevées de 8 à 10 grammes, comme on le faisait jadis. Les doses modérées seront toujours bien tolérées et ne reconnaîtront, à notre avis, aucune contre-indication tirée de l'état du cœur, surtout si on a soin de les fractionner.

Dans les autres maladies infectieuses capables de provoquer l'apparition de complications cardiaques, les médications systématiques ont été également et à diverses reprises jugées dangereuses. La balnéothérapie employée contre la fièvre typhoïde, la sérumthérapie en usage contre la diphtérie ont été à leur début jugées en partie responsables des désordres que la maladie détermine du côté du cœur : rien n'est en réalité plus faux. Dans la diphtérie, la sérumthérapie, s'opposant au développement de l'affection locale, met fin plus rapidement à l'intoxication générale, cause première de la myocardite.

Dans la fièvre typhoïde, la balnéothérapie employée systématiquement constituera une méthode nullement dangereuse et même prophylactique. Weill fait remarquer que les complications cardiaques de la fièvre typhoïde paraissent exceptionnelles à Lyon, où la méthode de Brand est habituellement en usage : « Toutefois, ajoute t-il, sur 54 enfants j'ai observé 3 fois pendant la convalescence des signes manifestes de myocardite bénigne. Aucun de ces malades n'est d'ailleurs mort par le cœur. »

Dans les autres maladies infectieuses, les vaccinations préventives qui sont actuellement ou qui pourront être en usage, comme la vaccination variolique, joueront certainement un rôle efficace, sinon en prévenant complètement le développement des maladies, du moins en empêchant l'apparition des formes graves.

Il est important de connaître par avance les conditions diverses relatives à l'époque de la maladie, à l'âge des sujets, etc., capables de favoriser le développement des complications cardiaques au cours des diverses maladies infectieuses.

L'endocardite et la péricardite aiguë reconnaissent comme l'on sait pour cause habituelle le *rhumatisme articulaire* : celui-ci a sa plus grande fréquence de dix à trente ans. En effet Church, sur 700 cas de rhumatisme, en a constaté 244 chez des sujets de dix à vingt ans et 241 chez des sujets de vingt à trente ans. Syers, dans une statistique de 500 cas de rhumatisme observés en l'espace de quatre ans au Westminster Hospital, a noté 188 cas chez des sujets de dix à vingt ans et 154 cas chez des sujets de vingt à trente ans. Les moyennes sont donc à peu près les mêmes et il s'ensuit naturellement que la date d'apparition des complications cardiaques sera surtout comprise entre dix et trente ans. Au-dessous de dix ans le rhumatisme n'est pas extrêmement fréquent, mais il touche très spécialement le cœur (80 p. 100, Church). Ce même auteur a noté que suivant l'âge l'endocarde avait été frappé :

	P. 100
Chez des sujets de 10 à 20 ans.	69
— 20 à 30 —	52
— 20 à 40 —	30
— 40 à 50 —	21

Sur les 500 cas rapportés par Syers les complications cardiaques s'élevèrent à 267 cas, soit

52 p. 100 de la masse totale. Dans 160 cas il fut possible de savoir l'époque de début de l'affection cardiaque : le tableau suivant en rend compte.

Au-dessous de 5 ans.	0
De 5 à 10 ans.	10
10 à 20 —	87
20 à 30 —	37
30 à 40 —	16
40 à 50 —	4
50 à 60 —	2

Relativement aux saisons, Syers, dans sa statistique de 500 cas de rhumatisme, a noté :

		P. 100
		—
De janvier à mars.	146	29,9
D'avril à juin.	92	18,4
Juillet à septembre.	120	24
Octobre à décembre.	142	28,4
Avril à septembre.	205	41
Octobre à mars.	295	59

Pour les autres maladies il est fort difficile d'établir des statistiques : mais il faut retenir que le rhumatisme reste toujours la cause la plus fréquente des cardiopathies, réserve faite pour la tuberculose, qui semble agir d'une façon spéciale et encore mal connue dans la pathogénie de certaines lésions cardiaques.

La *fièvre typhoïde* peut déterminer pendant son évolution ou vers sa fin des complications aortiques ou myocardiques, qu'il faudra savoir reconnaître de bonne heure pour leur opposer une hygiène et une médication appropriées.

Quant à la *pneumonie* et surtout aux diverses *maladies septicémiques*, soit primitives (septicémie chirurgicale; fièvre puerpérale, etc.), soit consécutives (variole, scarlatine, etc.), leur évolution trop souvent rapide et grave ne permet malheureusement pas de s'opposer à elles par les voies de l'hygiène une fois qu'elles se sont déclarées.

Le traitement prophylactique de l'endocardite aiguë consistera tout d'abord à écarter toutes les causes capables de faire naître le rhumatisme chez les sujets à antécédents rhumatismaux. Il faudra avoir soin qu'ils se prémunissent habituellement contre l'humidité : leur prescrire d'éviter les rez-de-chaussée et les appartements tournés vers le nord, leur recommander de s'abstenir d'exercices violents, de marches forcées, de tous les actes qui entraînent des sudations abondantes. Lorsque, malgré ces précautions, l'infection rhumatismale aura cependant fait son œuvre, il faudra avoir soin de considérer comme sérieuse toute attaque même légère de la maladie. Les douleurs articulaires ou musculaires, même peu marquées, surtout si elles sont accompagnées d'une élévation de température, si minime qu'elle soit, devront dans la plupart des cas nécessiter le repos au lit, la diète et l'emploi de la médication salicylée. A plus forte raison si le rhumatisme est sévère, ces prescriptions devront-elles être encore plus rigoureuses. On préviendra souvent l'endocardite veillant à ce que les préceptes hygiéniques diététiques et thérapeutiques soient rigoureusement observés. Pendant la période aiguë l'alimentation devra être exclusivement liquide et se composer de lait et de potages. Il faudra exiger le repos absolu tant que les articulations resteront douloureuses, même si les douleurs sont localisées dans un petit nombre de jointures; des prescriptions facilement observées lorsque le malade est en puissance de la maladie sont plus difficilement suivies quand les douleurs sont en voie de décroissance et lorsque la convalescence commence. Il faut cependant y tenir très sévèrement la main, surtout si l'attention a été en quoi que ce soit éveillée par la possibilité de complications cardiaques.

« Le cœur, a dit Bouillaud, se comporte comme une articulation. » Or il faut se souvenir que les jointures les plus fatiguées dans la vie habituelle sont celles qui subissent le plus volontiers les atteintes du mal. Aussi faut-il soustraire le plus possible le cœur aux causes capables d'augmenter sa réceptivité morbide. Bruce prétend que les excitations les plus légères, une contrariété, une émotion, un récit intéressant peuvent occasionner les rechutes du rhumatisme, et par là augmenter les chances d'endocardite : c'est dire qu'il ne faut, dans le cours de cette affection, négliger aucun des appareils dont le fonctionnement est capable de retentir sur l'état du cœur. Les troubles du foie, de l'estomac, de l'intestin, les excitations du système circulatoire et du système nerveux doivent être réprimés aussitôt qu'ils se manifestent. C'est en suivant à la lettre ces rigoureuses prescriptions que l'on évitera le plus souvent l'éclosion des complications cardiaques aiguës, endocardite, péricardite, qui accompagnent si fréquemment le rhumatisme articulaire aigu.

Chez les sujets d'un certain âge qui semblent exposés par leur embonpoint et la vie sédentaire, à des lésions dégénératives du myocarde et à de la surcharge graisseuse, les prescriptions hygiéniques devront être d'une tout autre nature. C'est à l'entraînement, mais à l'entraînement progressif et raisonné, qu'il faudra s'adresser. Nous nous étendrons d'ailleurs plus complètement sur ce sujet dans un autre chapitre de ce livre.

Lorsque malgré tous les efforts le rhumatisme articulaire aigu ou toute autre maladie infectieuse a provoqué des complications cardiaques, les prescriptions précédemment décrites doivent être encore plus rigoureusement observées. En pareille circonstance on ne doit plus avoir pour guide l'état plus ou moins douloureux des jointures, l'abaissement plus ou moins marqué de la fièvre, mais exclusivement les modifications observées par l'oreille au niveau de l'endocarde ou du péricarde. Plus que jamais le séjour au lit sera obligatoire et la diète lactée deviendra rigoureuse à moins d'intolérence absolue : elle doit être prescrite à la dose de deux litres, par petites portions, à intervalles de deux heures. Si le lait de vache est mal supporté, le professeur Potain conseille de l'étendre d'une infusion théiforme, d'une eau minérale alcaline, ou d'y substituer le lait d'ânesse.

Chez les jeunes sujets l'impressionnabilité extrême peut être cause d'une renaissance des accidents. La visite d'un ami, dit Bruce, le remplacement de la garde-malade, un léger changement dans la diète, la constipation, la chaleur de la chambre, tout peut donner une poussée de température chez un enfant dont l'endocardite ou la péricardite semblait bien évoluer; tout peut aggraver les palpitations, causer une reprise des accidents cardiaques, une rechute du rhumatisme, etc. Dans tous ces cas l'emploi de la médication salicylée doit être continué jusqu'à la disparition des signes et des bruits morbides ou jusqu'à ce qu'on soit bien convaincu que ces modifications sont définitivement acquises. Comme adjuvant à cette médication, il sera souvent utile de donner des purgatifs légers et répétés et de prescrire un somnifère comme le trional ou surtout la poudre de Dower.

Mais nous ne saurions trop insister sur la longue durée pendant laquelle ces prescriptions doivent être suivies à la lettre. Ce n'est pas par des jours, mais par des semaines et par des mois que se règle l'évolution de l'endocardite aiguë, Bouillaud en avait déjà entrevu la lenteur, mais c'est surtout le professeur Potain qui a décrit d'une façon minutieuse et exacte les phases diverses par lesquelles passe l'endocardite rhumatismale aiguë avant d'en arriver à la guérison complète ou à l'incurabilité définitive. Weill, Bruce ont également insisté sur ces faits bien établis aujourd'hui, et dans un récent travail sur l'anatomie pathologique de l'endocardite rhumatismale Achalme a montré que les lésions qui aboutissent à la formation d'un rétrécissement ou d'une insuffisance valvulaires sont essentiellement subaiguës et bien en rapport en tout cas avec ce que nous avait appris l'observation clinique.

Il faut donc s'armer de patience, résister aux sollicitations du malade et des parents et savoir que la persévérance, en pareil cas, pourra toujours être récompensée. Les soins les plus scrupuleux de la part du médecin, de la garde, des parents peuvent arrêter le processus rhumatismal qui, mal surveillé, peut persister indéfiniment et conduire à des résultats désastreux.

Nous ne dirons que quelques mots de la thérapeutique à employer contre l'endocardite aiguë subsistant après le rhumatisme et se caractérisant par l'assourdissement persistant des bruits ou leur caractère trop nettement clangoreux. Nous pensons, avec le professeur Potain, que, même à ce moment, on doit continuer « l'emploi du médicament jusqu'à ce que le retour des bruits à l'état normal indique une résolution complète des altérations valvulaires ou jusqu'à ce qu'on ait acquis la triste conviction que la lésion organique, définitivement constituée, est désormais hors des atteintes du remède ». A la même période, il peut être bon, et c'est un des rares cas où cette médication nous paraisse de quelque utilité, de prescrire de petits vésicatoires volants. R. Caton, qui, en pareilles circonstances, a appliqué systématiquement cette méthode, en fait les plus grands éloges et nous pensons qu'il n'est pas irrationnel d'y avoir recours : à son défaut on pourrait tout aussi bien user du coton iodé; enfin si ces méthodes révulsives paraissent contre-indiquées, on peut encore employer l'application locale, au-devant de la région précordiale, de pommade salicylée, dont nous avons pu, à plusieurs reprises, constater les bons effets : ce n'est qu'ultérieurement, lorsque l'endocardite semblera vouloir passer à la chronicité, que l'on devra commencer l'emploi des iodures recommandés par les différents auteurs et notamment par le professeur Potain.

Ce qu'il ne faut pas oublier, c'est que, même encore à cette époque, l'endocardite est capable de rétrocéder. En dehors des cas où la disparition de souffles inorganiques cardio-pulmonaires a pu en imposer pour une lésion valvulaire guérie, il en est d'autres rapportés par de nombreux auteurs où très sûrement une lésion d'insuffisance ou de rétrécissement a pu rétrocéder. La myocardite, lorsqu'elle n'a pas amené de dégénérescence profonde, est capable de guérir. La dilatation et les irrégularités fonctionnelles produites par elle peuvent à la longue disparaître, quoique le cœur reste plus vulnérable. L'insuffisance aortique une fois constituée est ordinairement incurable, quoique sa rétrocession ne soit pas absolument impossible. On a pu notamment la constater dans un cas d'insuffisance aortique d'origine traumatique. L'insuffisance mitrale, bien que très rarement, peut encore disparaître lorsqu'elle est toute récente. Quant au rétrécissement mitral, il est difficile de concevoir sa guérison. Les accidents peuvent s'effacer, la dilatation cardiaque s'atténuer, les bruits disparaître sans qu'il y ait des modifications véritables de la lésion. « Pour ma part, dit le professeur Potain, je n'ai jamais pu acquérir la conviction qu'un rétrécissement d'orifice positivement constatć ait anatomiquement guéri et je ne pense pas que dans le traitement des maladies du cœur la guérison d'un pareil rétrécissement soit le but à poursuivre ». Il ne faut pas oublier non plus que le pronostic de l'endocardite est meilleur chez l'enfant que chez l'adulte; moins fréquemment, l'endocardite passe à l'état chronique chez les jeunes sujets : et en cela aussi les conditions sociales jouent un rôle important. Lorsqu'on peut suivre les enfants d'une façon très attentive et tenir la main à ce que toutes les précautions d'hygiène soient rigoureusement observées, la guérison a bien plus de chances de s'obtenir que lorsque les enfants sont abandonnés à eux-mêmes et dans des conditions telles qu'une longue surveillance soit radicalement impossible.

HYGIÈNE PALLIATIVE DES LÉSIONS CHRONIQUES

PREMIÈRE PARTIE

DES MÉDICATIONS SYSTÉMATIQUES PAR L'HYGIÈNE

CHAPITRE I

Méthode ayant pour but d'augmenter la résistance du cœur. (Méthode d'Œrtel.)

Historique. — Régime alimentaire. — Exercices musculaires. — Résultats. — Critique de la méthode en Allemagne et en France.

L'idée de chercher dans la pratique raisonnée de l'exercice et de la marche un moyen, sinon de guérir, du moins d'atténuer les effets des affections cardiaques, est de date déjà ancienne. Corrigan y avait déjà songé et Stokes avait écrit : « Les symptômes qui accompagnent la débilité du cœur disparaissent souvent sous l'influence d'exercices gymnastiques réguliers, ou par la marche même dans les pays de montagne, tels que la Suisse, ou les parties élevées de l'Écosse et de l'Irlande. » Dans les années qui suivirent, l'attention fut plus spécialement attirée par l'étude de la séméiotique des affections cardiaques et des médications propres à les combattre. Ce n'est que depuis environ vingt ans que certains médecins en Allemagne et en Autriche, revenant aux idées antérieurement exprimées, bien que d'une façon insuffisante, par Stokes, ont à nouveau préconisé l'usage des exercices musculaires dans le traitement des maladies du cœur. En France ces innovations, si contraires en apparence aux données prudentes de la physiologie pathologique, furent longtemps avant d'attirer l'attention. Il n'en est fait mention dans aucun des traités concernant les affections cardiaques publiés dans ces dernières années. C'est à partir des travaux de Lagrange sur la médication par l'exercice qu'on commença de divers côtés à discuter l'efficacité des moyens proposés par Œrtel pour la cure des affections cardiaques. MM. Barié et Huchard en exposèrent les indications et les contre-indications, le professeur Potain, dans ses leçons de la Charité, montra de quelle façon les mouvements pouvaient être utiles ou nuisibles chez les cardiaques et la défaveur absolue qui avait accueilli chez nous à son début la méthode dite d'Œrtel commença à se dissiper. La prohibition des mouvements actifs fut moins complète, bien que les auteurs fussent d'avis que les moyens préconisés par Œrtel devaient plutôt céder le pas aux ressources offertes par la gymnastique passive, dite gymnastique suédoise. M. Barié, en 1896, admettait que le « traitement d'Œrtel pouvait être d'une certaine utilité dans certains cas de lésions cardiaques bien compensées, dans les névroses cardiaques et surtout chez les cardiaques obèses, gros mangeurs ». M. Huchard, en 1897, montrait qu'Œrtel avait eu tort de vouloir appliquer sa méthode à presque toutes les maladies du cœur et surtout aux diverses affections valvulaires. Il préférait, d'une façon générale tout au moins, et suivant les cas, la médication par la gymnastique suédoise, qui a l'avantage d'associer le repos à l'exercice musculaire, et d'arrêter par là les dangers résultant du surmenage, de la dilatation et de la débilité du cœur. La thèse de Mme Tacké, celle plus récente de M. Piatot, nous ont fourni des documents plus complets sur ces médications systématiques des affections cardiaques, dont nous allons exposer les principes avant d'en discuter les indications et les contre-indications.

Méthode d'Œrtel

C'est en 1875 qu'Œrtel (de Munich) commença à préconiser l'usage de la marche et d'un régime spécial dans la cure des affections cardiaques. Il mit sa méthode en œuvre dans plusieurs localités d'Autriche et d'Allemagne, à Méran, Reichenhall, Baden-Baden, etc., et en 1888, au septième Congrès de médecine interne de Wiesbaden, il communiqua les résultats obtenus.

Œrtel donnait comme point de départ à sa théorie l'observation des faits anatomiques et cliniques. Les modifications du cœur tiennent, dit cet auteur, à plusieurs causes : à une altération quantitative de l'organe, ou bien à une altération qualitative, le plus souvent de nature graisseuse. L'augmentation de l'organe ou hypertrophie cardiaque est d'ordinaire la conséquence d'obstacles dans le courant sanguin (cœur ou vaisseaux) ; c'est donc une hypertrophie compensatrice, une hypertrophie nécessaire. Comme telle il ne faut pas la combattre ni chercher à réduire le volume du cœur. Il faut au contraire tâcher de la conserver intacte là où elle existe et de la reproduire quand elle a disparu. Par contre l'altération qualitative du muscle, résultat d'une mauvaise alimentation générale avec surcharge ou dégénérescence graisseuse est une lésion qu'il faut combattre.

Enfin on doit remarquer que l'effet habituel et lointain des affections cardiaques, quelles qu'elles soient, est une altération du sang résultant de l'anémie artérielle et de la stase veineuse avec hydropisie.

Ces données d'observation conduisent, d'après l'auteur, aux indications thérapeutiques suivantes :

1° Faire disparaître l'insuffisance du cœur, rétablir sa vigueur, augmenter la masse musculaire jusqu'à l'hypertrophie compensatrice.

2° Régulariser le courant sanguin troublé, ainsi que la composition altérée du liquide sanguin.

Pour ce double but la médication sera double; elle comprendra : 1° un régime spécial, propre à modifier la composition du sang, à diminuer l'hydropisie, à améliorer l'état de la nutrition générale et de la fibre cardiaque; 2° elle nécessitera l'emploi des exercices actifs, seuls capables d'augmenter le volume du cœur.

Les deux parties de ce traitement, dit Œrtel, se complètent mutuellement; il n'existe que de très rares cas où l'une de ces deux parties intégrantes soit seule indiquée.

Le régime prescrit par Œrtel, un peu variable suivant des cas particuliers difficiles d'ailleurs à distinguer dans la pratique, comporte surtout l'augmentation de l'albumine chez tous les sujets, la diminution de la graisse, à moins qu'il ne s'agisse d'individus âgés, obèses et hydrémiques, la diminution de la quantité des liquides. De ce régime doit résulter : une diminution de la masse sanguine et avec elle une tendance moindre aux hydropisies, avec soulagement du cœur; une nutrition plus riche du muscle cardiaque, un encombrement moins prononcé des tissus par la graisse.

Voici maintenant la partie mécanique du traitement et les principes sur lesquels il repose.

L'hypertrophie cardiaque, qu'Œrtel estime nécessaire, peut être obtenue par l'augmentation du travail du cœur. Il en est de cet organe comme des autres muscles. Mais on doit aussi se souvenir que toute contraction musculaire, dans n'importe quelle partie du corps, influence également le cœur, y éveille des contractions, en augmente le nombre et la force. Parmi les exercices musculaires, il en est qui, plus spécialement, semblent agir sur le musçle cardiaque, ce sont ceux qui sont provoqués par la marche ascensionnelle. Après l'exercice prolongé de l'ascension, dit Œrtel, voici les phénomènes que l'on observe, et de ces phénomènes on doit nécessairement conclure à une nutrition plus forte et à une hyperplasie des fibres musculaires du cœur.

1° Toutes les artères se dilatent; la pression sanguine s'accroît dans le système artériel.

2° Les contractions du cœur deviennent plus

fortes. L'ascension à des hauteurs différentes, réglée suivant les malades, permet de graduer l'influence exercée sur le muscle cardiaque et de l'approprier à chaque cas spécial. C'est pour arriver à ces effets qu'Œrtel imagina des *stations de cure par le terrain* (Terraincurorte). — L'auteur ne s'en tenait pas là. Il ajoutait à sa méthode l'emploi de la gymnastique simple ou suédoise qui, avec ou sans l'adjonction des bains médicaux, est également capable d'exercer une action salutaire sur le cœur. Cependant l'exercice de l'ascension paraissait surtout approprié à la médication, parce qu'il met en jeu la respiration et oblige le malade à la gymnastique pulmonaire, qui élargit le réservoir sanguin des poumons. De plus, en mettant en mouvement les muscles des extrémités inférieures, l'ascension chasse le sang des vaisseaux congestionnés et combat ainsi directement la stase sanguine.

La première condition qu'Œrtel s'était proposée : faire disparaître l'insuffisance cardiaque, rétablir la vigueur du cœur, augmenter sa masse musculaire jusqu'à l'hypertrophie compensatrice, se trouverait donc réalisée par cette double prescription : le régime alimentaire, l'exercice ascensionnel. — Reste la deuxième : la régularisation du courant sanguin troublé, et la modification de sa composition altérée. D'autres recommandations devaient y parvenir.

Pour diminuer le travail cardiaque, Wunderlich avait pensé devoir réduire la quantité totale du sang; Œrtel crut pouvoir atteindre le même but en diminuant autant que possible le contenu aqueux de tout le corps, sans toucher au contenu albumineux du sang. Il y arrivait par les moyens suivants :

1° En diminuant la quantité de liquides introduits dans l'organisme par la nourriture.

2° En augmentant les sécrétions.

L'exercice de l'ascension augmente la sécrétion de l'eau, autant par l'élimination cutanée sous l'influence du travail musculaire, que par la respiration plus facile et plus accélérée. L'activité plus grande de la respiration augmente à coup sûr l'exhalaison aqueuse. Mais en plus, l'auteur recommandait l'élimination par la peau par l'emploi de la chaleur, sous toutes ses formes : soleil, bains de sable, etc., ainsi que par les différents procédés hydrothérapiques.

L'auteur ajoutait que, selon lui, la diminution des liquides introduits dans l'organisme avec la nourriture augmentait par elle-même la sécrétion urinaire, lorsque les reins fonctionnent encore normalement.

En terminant son exposé, il reconnaissait de lui-même qu'une méthode aussi active devait rencontrer quelquefois des obstacles insurmontables à son application, et qu'en tous cas elle nécessitait une observation très spéciale des affections cardiaques traitées avec une grande prudence suivant les circonstances.

A la suite de cette communication et de cet exposé complet de sa méthode, Œrtel ajoutait que sa mise en pratique dans les différents endroits où la cure de terrain était appliquée, avait donné les résultats suivants :

1° Dans les cas de cœur graisseux, sans sclérose des artères coronaires, mais avec pléthore séreuse, stase veineuse et œdème, les effets avaient toujours été satisfaisants. L'énergie cardiaque revenait, avec augmentation du choc et des bruits du cœur; le pouls se régularisait; la graisse diminuait et souvent d'une manière très considérable.

2° Dans les affections du cœur gauche l'hypertrophie compensatrice cherchée avait été obtenue.

3° Les dilatations cardiaques avaient presque toujours rétrocédé.

4° L'harmonie entre la circulation artérielle et la circulation veineuse s'était rétablie avec augmentation de la quantité du sang et de la pression dans le système artériel, diminution de la cyanose, de la pléthore séreuse et des épanchements lorsque ceux-ci existaient déjà.

5° Les troubles respiratoires avaient peu à peu disparu.

Enfin ces résultats paraissaient durables. Ils persistaient depuis des années : preuve, disait

Œrtel, qu'il ne s'agissait pas d'une amélioration purement transitoire, mais bien d'une amélioration réelle et persistante de l'état du muscle cardiaque.

Nous avons exposé au complet la méthode d'Œrtel, laissant pour ainsi dire la parole à l'auteur. Les réflexions qu'elle suggère sont de deux ordres : les unes cliniques, relevant de la pratique des nombreux observateurs qui ont mis à exécution les prescriptions de la méthode d'Œrtel, et de nos propres remarques sur ce sujet; les autres, théoriques, ayant trait au bien fondé des principes de physiologie pathologique sur lesquels l'auteur s'est appuyé et sur les moyens qu'il préconise pour en réaliser l'effet. De ces observations diverses résultera la conclusion que nous croyons raisonnable de formuler au sujet de cette tentative de médication systématique que quelques auteurs ont si chaudement appuyée. Sans nous occuper enfin des données physiologiques sur lesquelles Œrtel s'est appuyé, nous verrons comment et dans quelles limites les cardiaques peuvent bénéficier de la méthode dont nous venons de faire l'exposé [1].

La méthode préconisée par Œrtel fut appliquée en Allemagne et en Autriche avec une rigueur parfaite. Lagrange nous montre comment, dans

1. Voir p. 101.

la plupart des stations, pour exécuter de point en point les prescriptions d'Œrtel, on utilisa les chemins déjà tracés, en les classant suivant leur inclinaison et en y mettant de distance en distance des bancs de repos. A Reichenhall, lieu où Œrtel appliquait lui-même son traitement, les distances à parcourir, le degré d'escarpement, le temps que devait employer le malade tout était minutieusement indiqué. Le plus souvent on se contentait de placer sur les arbres des bandes de couleur indiquant l'effort que nécessitait le parcours à faire.

Dès le début il ne fut pas douteux que la méthode d'Œrtel produisait chez certains sujets des effets dignes de retenir l'attention, et le tort fut seulement de croire que cette médication devrait être une panacée universelle contre toutes les maladies du cœur. Les observations ultérieures des auteurs montrèrent bientôt à quelle catégorie de malades les prescriptions d'Œrtel pouvaient être profitables.

Dès 1888, Lichtheim, précisant au congrès de Wiesbaden la démonstration d'Œrtel et ne s'occupant que des affections chroniques du muscle cardiaque, reconnaissait que la méthode avait rendu des services, mais qu'il convenait d'en mieux préciser les indications. Il pensait tout d'abord que le point de départ de la théorie, c'est-à-dire l'existence de la pléthore hydrémique dans les affections cardiaques non compensées, était erroné, que d'autre part l'exercice de l'ascension n'était avantageux que pour le cœur sain et encore jusqu'à une certaine limite seulement. Au delà de cette limite, dit Lichtheim, il y a surcharge du travail cardiaque, surcharge qui peut nuire surtout à un cœur malade pour lequel la dilatation est le plus grand danger. Au point de vue pratique et d'après ses observations, Lichtheim disait en conclusion :

1° La méthode d'Œrtel est souveraine contre les affections qui sont dues à l'intempérance et au défaut d'exercice.

2° Lorsque ces affections sont dues au surmenage du cœur, la méthode d'Œrtel n'est applicable que dans les cas où la dyspnée fait complètement défaut et n'apparaît pas dans le cours du traitement.

3° Lorsque la compensation n'est plus intacte, le traitement médicamenteux est le seul convenable; le traitement d'Œrtel est, par contre, à proscrire absolument.

4° Tant que la compensation est intacte, le traitement médicamenteux est inutile; celui d'Œrtel peut être essayé avec beaucoup de discernement et de précautions.

A côté de ces considérations, les auteurs en firent valoir d'autres. Fræntzel, Liebermeister, tout en admettant l'utilité, pour certains cas, de la pratique des exercices gymnastiques, ne pensaient pas que l'ascension réalisât les conditions exposées par Œrtel. Ziemssen reprochait à cette méthode d'être appliquée d'une façon aveugle en dehors de la surveillance du médecin. De même Leyden et Sommerbrodt faisaient remarquer que l'ascension d'une montagne est une gymnastique que l'on ne peut pas contrôler.

La même année (1888), après une discussion approfondie de la méthode d'Œrtel, le professeur Lépine (de Lyon) se déclara résolument hostile à l'exercice par l'ascension dans les cas d'affections cardiaques graves.

« En somme, dit-il, je crois que la cure d'Œrtel, qui ne paraît pas être médecin d'hôpital, et ne voit peut-être que des malades d'une certaine classe sociale, a réussi en faisant marcher des obèses et en diminuant la quantité d'ingesta chez les gros buveurs, mais son traitement est inapplicable à nos malades des hôpitaux et à la grande majorité des malades de la clientèle ordinaire. Avec des exceptions il a tenté une généralisation systématique et évidemment outrée. »

C'est sur ces diverses assertions et sur l'exagération certaine de plusieurs des données d'Œrtel que nous nous appuyions nous-même en 1893, dans notre article sur le traitement des affections valvulaires, pour montrer les restrictions qui paraissaient d'ores et déjà devoir être apportées à la médication systématique par l'exercice.

Plus tard, M. Huchard concluait d'une façon à peu près identique, en faisant remarquer que la méthode convenait très bien à la cure de l'obésité, celle-ci n'étant pas exclusivement une maladie du cœur. Par contre les prescriptions d'Œrtel lui paraissaient contre-indiquées, dans le rétrécissement mitral, où le cœur n'a pas besoin de s'hypertrophier ; dans l'insuffisance mitrale, où il suffit d'une hypertrophie modérée du ventricule gauche ; dans le rétrécissement et l'insuffisance aortique où l'hypertrophie ventriculaire gauche apparaît de bonne heure, sans qu'il soit nécessaire de la provoquer.

M. Barié admet que le traitement peut-être d'une certaine utilité dans quelques cas de lésions cardiaques, surtout chez les cardiopathes obèses, gros mangeurs.

M. Potain, tout en arrivant à peu près aux mêmes conclusions, ne pense pas que les bons effets de la méthode d'Œrtel soient dus à la réalisation des principes théoriques posés par l'auteur. Il ne lui paraît pas rationnel de croire que l'hypertrophie cardiaque soit nécessairement à rechercher, et il n'est pas non plus légitime d'admettre que les prescriptions d'Œrtel y conduisent à coupsûr. En résumé, les observations que suscite cette méthode sont nombreuses.

Retenons cependant, pour le moment, que la médication proposée par Œrtel, acceptée par une grande majorité d'auteurs, n'est pas essentiellement opposée à la thérapeutique des affections cardiaques. Mais il est utile d'en discuter l'opportunité et d'en fixer les limites. C'est ce que nous ferons dans un chapitre ultérieur.

CHAPITRE II

Méthode ayant pour but de diminuer la résistance périphérique.

Gymnastique suédoise et massage. — Principes généraux. — Historique et Technique de la méthode. — Mouvements passifs. — Mécanothérapie. — Mouvements actifs. — Indications de la méthode. — Contre-indications. — Méthode de Schott. — Nauheim. — La méthode. — Ses effets.

Le principe fondamental de la méthode d'Œrtel réside dans l'augmentation de l'énergie du cœur ; le principe des méthodes qui vont suivre est tout différent. Diminuer la résistance périphérique et par là soulager le cœur, c'est ce qu'ont voulu faire tour à tour les auteurs qui ont préconisé le massage, la gymnastique suédoise, l'hydrothérapie, seuls ou combinés. La méthode des frères Schott, de Nauheim, dont nous aurons à nous occuper en temps et lieu, repose en effet sur l'action combinée de la gymastique suédoise et de certaines eaux minérales.

Occupons-nous tout d'abord de la gymnastique suédoise et du massage.

Gymnastique suédoise et massage.

Le but de ces procédés thérapeutiques appliqués à la cure des maladies cardiaques est, nous l'avons dit, de diminuer la résistance périphérique et par là de faciliter le travail du cœur et d'augmenter sa force contractile. « Pour arriver à ce but, le principe général est de provoquer les contractions du muscle volontaire par des mouvements actifs relativement faibles et lentement renforcés. » (Barié.)

Dans le muscle en contraction, comme nous le savons, les artères se dilatent, une quantité de sang plus considérable les traverse en même temps que la circulation dans les vaisseaux capillaires et dans les veines se trouve accélérée. De ce fait résulte une diminution du travail du cœur, une déplétion plus complète de ses cavités, et, par là, une fatigue moindre du muscle cardiaque. Tels sont, en résumé, les principes fondamentaux des méthodes dont nous allons avoir à nous occuper.

Mais, avant de passer outre, il faut spécifier que ces principes théoriques conduiraient à un résultat tout opposé à celui que l'on attend, si on n'y apportait, en théorie comme en pratique, des correctifs indispensables. En effet, ce que nous venons de dire de l'action de la contraction musculaire sur le cœur semble en opposition avec ce que nous voyons journellement. Ne nous arrive-t-il pas à chaque instant d'observer, surtout à l'hôpital, des malades atteints d'affection cardiaque que le surmenage et la fatigue ont conduits dans un état voisin de l'asystolie et que le repos seul guérit? Ne voyons-nous pas chez ces mêmes malades le cœur s'accélérer et se dilater sous l'influence d'un mouvement musculaire qui serait à peine une fatigue chez l'homme sain? C'est que, comme l'a fait remarquer Lagrange, il y a autre chose à considérer : l'activité musculaire nécessite un fonctionnement régulier et largement suffisant des mouvements respiratoires. C'est souvent cette condition qui, chez l'homme sain, entrave l'exercice; c'est elle surtout qui, chez le cardiaque, aussi bien par l'effet de l'oxygénation insuffisante que par l'excitation des réflexes cardio-pulmonaires, surmène le cœur, le dilate et provoque les accidents ultérieurs.

Pour remédier à ces troubles et pour laisser à la contraction musculaire le bénéfice de son rôle de déplétion sur le système périphérique, sans fatiguer ni surmener le cœur, il faudra de toute nécessité fractionner les doses du travail, c'est-à-dire faire exécuter à intervalles suffisamment espacés une série de mouvements modérés. Il faudra surtout tenir un compte exact de la facilité des mouvements de la respiration : la rendre plus active par des mouvements appropriés et interrompre tout travail musculaire dès que celui-ci produira l'essoufflement.

Telles sont les idées fondamentales avec leurs correctifs nécessaires qui ont guidé les auteurs dans l'application des procédés de la méthode suédoise et du massage à la cure des cardiopathies. Voyons maintenant la technique de ces procédés.

La gymnastique suédoise a été imaginée par Henrik Ling (1776-1839), professeur d'escrime à l'académie militaire de Valberg, plus tard directeur de l'Institut de Stockholm[1]. Sa méthode prit de suite un grand développement en Suède et en Allemagne. De nombreux auteurs ont contribué à la répandre. Wide, Zander, Levin, Lindblom, ont publié à son sujet de nombreux travaux. Les frères Schott (de Nauheim) ont vulgarisé les principes de la méthode dans la cure des affections cardiaques. Hassebrock, Herligenthal, Heinemann en Allemagne, Bum à Vienne en ont célébré les bons effets; en France, MM. Cons-

1. Cet auteur ne parle pas de l'application de sa méthode à la cure des cardiopathies. Il ne s'occupe que de fixer les règles d'une gymnastique nouvelle.

tantin Paul, Dujardin-Beaumetz, Barié, Huchard et ses élèves en ont discuté les avantages et les inconvénients.

La gymnastique suédoise se compose de deux ordres de mouvements : les mouvements passifs et les mouvements actifs; ces derniers qui, dans l'espèce, sont les plus importants, mais aussi les plus difficiles à régler, ne peuvent être mis en œuvre que lorsqu'on s'est assuré que les mouvements passifs ont donné tout ce qui était en leur pouvoir et lorsqu'ils ont été bien supportés.

Les *mouvements passifs*, par lesquels doit toujours commencer le traitement, peuvent être provoqués par un aide ou par un appareil dont la force et la résistance peuvent être exactement graduées. Ils comprennent trois grands groupes d'exercices devant avoir la même action sur le système vasculaire périphérique :

1° Pétrissage des muscles;

2° Mouvement de circumduction;

3° Mouvement de la respiration.

a. Le *pétrissage des muscles* se pratique sur les membres supérieurs et les membres inférieurs, le malade étant de préférence couché sur son lit. Il se fait au moyen de la main entière; les muscles devant être souples et relâchés. A la suite du pétrissage on fait d'ordinaire un effleurage rapide s'exécutant avec la face palmaire des mains et qui a, paraît-il, pour action de provoquer par irritation de la peau un certain degré de vaso-constriction très brève, mais très diffuse (Mme Tacké). Ces pratiques doivent s'exécuter en allant de la périphérie au centre, c'est-à-dire dans le sens du courant des vaisseaux lymphatiques et des veines. Leur effet le plus constant serait d'amener une sédation très marquée des phénomènes nerveux existant concurremment avec les troubles circulatoires proprement dits. Elles doivent être prolongées au delà de dix à quinze minutes.

Le massage général, tout différent des pratiques précédentes, leur a été adjoint par divers auteurs. Le massage abdominal est à ce même titre mis en usage par les auteurs suédois, Kleen entre autres. En France, M. le docteur Romano a étudié les effets dynamogéniques de cette sorte de massage, Mme Tacké et M. le docteur Cautru l'ont préconisé dans la pratique du massage appliqué aux maladies du cœur.

On sait, depuis l'expérience fondamentale de Goltz, que le tapotement rapide de l'abdomen du ventre de la grenouille a pour effet de déterminer un ralentissement marqué des battements du cœur pouvant aller jusqu'à l'arrêt, suivi d'une accélération des battements lorsque l'on arrête le tapotement. Kleen, expérimentant chez le lapin, admet que la pression augmente pendant le massage, surtout pendant le massage du ventre, par le fait d'une excitation directe ou réflexe des nerfs splanchniques dont la conséquence est la constriction des vaisseaux mésentériques.

Le docteur Colombo et le docteur Romano arrivent à des résultats plus complexes.

Le docteur Cautru dit qu'après un massage abdominal de dix à quinze minutes la pression artérielle baisse de 2 à 3 centimètres et que le pouls se ralentit; par contre le massage général augmenterait la pression et le nombre des pulsations. On voit combien sont encore discordantes les assertions des auteurs relativement au rôle du massage de l'abdomen et même du massage général sur la tension artérielle. On conçoit d'ailleurs que de telles constatations, difficiles déjà à faire sur les animaux ou l'homme sain, soient encore plus délicates sur le malade, et nous ne pouvons sur ce point que nous accorder complètement avec M. le docteur Romano, qui avoue que ces expériences devraient être revisées et complétées par des physiologistes de profession.

b. La *circumduction*, dans les termes de la gymnastique médicale, passe pour être le mouvement le plus propre à favoriser la circulation; l'effet en serait dû à l'élongation des veines, qui aurait pour résultat d'accélérer le mouvement du sang dans leur intérieur.

Ces mouvements de circumduction comprennent la circumduction des mains et des bras, la circumduction des pieds et des jambes, la circumduction du tronc. Il ne faut pratiquer ces mouvements qu'avec une certaine prudence; en effet, la circumduction de la tête peut provoquer des vertiges et des étourdissements; la circumduction du tronc, si elle porte le corps trop en arrière, peut forcer les muscles de l'abdomen et gêner ainsi la respiration. Mais Lindblom prétend que la circumduction du tronc agissant sur la veine cave inférieure et sur ses branches serait un des mouvements les plus utiles; surtout si l'on emploie la circumduction à mouvements elliptiques. Celle-ci, d'après cet auteur, exercerait sur le système nerveux une action sédative remarquable et même assoupissante.

c. Les *mouvements de la respiration* ont pour but d'augmenter l'amplitude et le nombre des mouvements respiratoires, de faire effectuer aux malades des respirations aussi profondes que possible, cet effet devant persister après la cessation du traitement. L'oxygénation plus complète du sang en est la conséquence immédiate; d'autre part, l'amplitude plus grande des mouvements respiratoires a pour effet d'activer la circulation intra-thoracique et par conséquent aussi la circulation générale. Wide recommande d'employer les mouvements suivants : le soulèvement du thorax, l'extension du thorax et l'élévation des bras. Lindblom préconise encore une autre pratique comme particulièrement apte chez les cardiaques alités à faciliter la respiration. Cette pratique consiste à soulever le malade en le prenant sous la nuque et sous les épaules et à l'asseoir ainsi progressivement sans qu'il fasse lui-même le moindre effort. Après quelques instants on le remet lentement dans le décubitus dorsal, la tête aussi basse que possible; ce mouvement doit être exécuté plusieurs fois et à plusieurs reprises dans la journée. A ces mouvements de la respiration Œrtel en à ajouté un spécial, très usité en Allemagne et en Scandinavie sous le nom de « manœuvre d'Œrtel » ou d'expiration saccadée. Il consiste à faire presser latéralement le thorax par les deux mains d'un aide pendant que le patient fait une expiration prolongée. De la sorte on chasse du thorax l'air résidual qui ne sort pas par l'expiration ordinaire.

A ces pratiques générales de la gymnastique suédoise, les auteurs (Lindblom, Levin, Zander) en ont ajouté d'autres qui constitueraient une sorte de traitement local des maladies du cœur. Ces mouvements consistent en tapotements à main plate, en vibrations et en effleurages, qui doivent être pratiqués sur le thorax à la région précordiale ou bien en arrière dans la région correspondante et qui auraient pour effet, d'après Zander, d'abaisser le nombre des battements du cœur et de ralentir l'activité cardiaque.

Disons encore que la gymnastique suédoise a inspiré à certains auteurs, à Zander notamment, la pensée de faciliter aux malades la pratique de ces mouvements passifs en dehors même de l'intervention d'un médecin, grâce à l'emploi d'appareils spéciaux, qui constituent toute une méthode particulière appelée mécanothérapie.

Le massage mécanique emploie tout particulièrement les frictions et les vibrations.

Les *frictions* se font aux membres; aux membres supérieurs au moyen d'un appareil composé de l'assemblage de deux larges courroies à surfaces munies de reliefs qui se meuvent dans un même plan vertical, mais en sens inverse; aux membres inférieurs, au moyen de deux planchettes munies de reliefs en cuir dur, planchettes qui se déplacent de haut en bas, puis de bas en haut.

Ces frictions prolongées pendant quatre minutes rendraient la respiration plus facile.

Les *vibrations* sont pratiquées par l'appareil de Zander, qui consiste en une banquette animée d'un mouvement oscillatoire de très faible amplitude, mais d'une très grande fréquence (200 par minute). Ces vibrations produiraient au début une action vaso-constrictive avec élévation de la tension artérielle puis une vaso-dilatation (Lagrange).

Les vibrateurs de Zander ou de Liedbeck appliqués à la région précordiale produiraient une diminution des battements et de l'éréthisme cardiaque.

Enfin, la mécanothérapie de Zander a été aussi appliquée pour provoquer l'inspiration forcée. On fait asseoir le patient sur une machine qui le prend sous les bras et lui porte le moignon des épaules en haut, puis en arrière, forçant les côtes, que l'épaule entraîne, à s'élever jusqu'aux limites de course que leurs articulations permettent. En même temps un gros tampon garni de crin, appliqué en arrière entre les deux épaules, repousse en avant la colonne vertébrale, qui se trouve ainsi en extension forcée.

Tels sont dans leur ensemble les mouvements passifs que la gymnastique suédoise emploie dans le traitement des maladies du cœur; mais ces mouvements, tout compliqués qu'ils soient, ne sont encore que la première partie de cette thérapeutique systématique. En effet, il est prescrit d'en arriver le plus tôt possible aux *mouvements actifs* constituant la gymnastique de résistance ou d'opposition telle qu'elle est pratiquée dans toute la Suède et en Allemagne, notamment à Nauheim.

Chaque mouvement doit se faire avec énergie, et cependant avec une grande régularité et une certaine lenteur, et c'est précisément pour augmenter la force des contractions musculaires, en même temps que pour les rendre lentes et uniformes, que les Suédois veulent l'intervention d'un aide qui leur oppose de la *résistance*. Voici l'ordre généralement suivi :

On commence par des mouvements d'élévation verticale, transversale et horizontale des membres supérieurs ; puis on fait subir aux membres étendus horizontalement des mouvements de torsion et de rotation autour de leur axe. On fait ensuite pratiquer aux articulations du coude, du poignet et des doigts des mouvements de flexion, d'extension et de rotation.

Pour le tronc, on opère par des exercices de flexion et d'extension en avant, en arrière et latéralement ; puis par des torsions autour de l'axe de la colonne vertébrale.

Les mouvements des membres inférieurs se pratiquent à peu près comme ceux des membres supérieurs.

Le rôle de l'aide-gymnaste est important dans ces exercices ; cependant, avec un peu d'habitude, toute personne intelligente peut arriver à conduire ces séances de gymnastique, pourvu qu'elle veuille bien observer les règles que voici :

Le gymnaste doit avoir soin de proportionner l'intensité de la résistance qu'il oppose à l'état des forces du sujet ; c'est-à-dire que cette résistance doit varier d'une séance à l'autre, puisque ces exercices amènent peu à peu un développement plus grand des muscles en mouvement.

Une des règles les plus essentielles à observer dans ces séances de gymnastique est que le malade doit pouvoir triompher de la résistance qui lui est opposée sans que sa respiration soit le moins du monde accélérée. Il faut que les mouvements respiratoires restent, pendant toute la durée de la séance, assez libres et assez aisés pour que le sujet puisse parler avec la plus grande facilité. A cet effet, l'aide-gymnaste observera constamment les lèvres et les ailes du nez de son patient; la moindre apparence de dyspnée indique la nécessité d'une pause, qui durera jusqu'à ce que la respiration soit redevenue calme et régulière; pendant ce temps de repos, le membre reste immobile, soutenu par la main de l'aide.

Si les mouvements sont suffisamment lents, la résistance peut ordinairement être assez intense dès le début. Cependant il est parfois nécessaire de commencer par des résistances moindres et d'interrompre les séances par des repos plus ou moins fréquents et plus ou moins longs; peu à peu cependant l'organisme s'habitue à cette gymnastique, et alors on peut augmenter l'énergie de la résistance et diminuer la fréquence ainsi que la durée des intervalles de repos (Mœller).

Relativement au temps d'application et à la durée du traitement, Wide indique que la cure doit être continuée pendant trois à quatre mois et que les séances doivent avoir lieu au moins une fois par jour et pendant une heure. De même que le docteur Fretin, qui a une connaissance approfondie de ces mouvements de la gymnastique suédoise, nous estimons que la durée de trente à quarante minutes ne doit pas être dépassée. Encore la séance devra-t-elle être fréquemment entrecoupée par des repos ou de simples mouvements respiratoires. Mme Tacké dit de même que le traitement doit durer au moins trois mois et être repris pendant plusieurs années de suite. Il n'est pas rare de voir les premières séances déterminer une sensation de fatigue et de courbature générale : mais, c'est que dans ces cas le traitement a été un peu trop énergique et il est facile de le régler dans les séances ultérieures.

En dehors de toute connaissance plus précise de l'affection cardiaque que l'on aura à soigner ou qui aura été soignée, rappelons que, pour Zander, l'action de la gymnastique détermine les effets suivants :

1° Accélération de la circulation périphérique par l'influence exclusivement mécanique de la gymnastique sur le réseau capillaire et les veines.

2° Action du cœur rendue plus facile par l'abaissement de pression que produisent dans le système artériel la dilatation des artères et la consommation plus grande du sang dans les muscles en activité.

3° Accélération de la circulation pulmonaire, résultant des mouvements respiratoires plus fréquents et plus profonds qui ont lieu à la suite de tout exercice.

Voyons maintenant quelles sont d'après les auteurs les indications et les contre-indications de la méthode de la gymnastique suédoise et du massage.

Pour certains (Lagrange) la gymnastique suédoise répondrait à toutes les indications de l'asystolie et se plierait à toutes les contre-indications. En effet, d'après cet auteur « les mouvements actifs et méthodiques, les mouvements passifs donnent au cœur un repos plus complet que l'immobilité »; mais, pour d'autres, moins exclusifs dans leur enthousiasme et qui sont cependant parmi les promoteurs de la méthode, les indications pourraient être précisées d'une façon plus étroite.

Il nous faut tout d'abord, à l'exemple de Mme Tacké, admettre que la gymnastique suédoise n'a pas la prétention de faire disparaître la lésion valvulaire même, bien que cela ait été affirmé par certains. Ceci mis à part il reste encore suffisamment à faire.

1° Si l'on considère que les pratiques de la gymnastique suédoise visent surtout l'atténuation des symptômes les plus divers qui peuvent accompagner les affections cardiaques, il n'est pour ainsi dire pas de maladie du cœur qui ne puisse être amendée par elles.

Que l'oppression soit due à une lésion valvulaire ou à de la sclérose cardiaque, elle n'en serait pas moins justiciable de la gymnastique suédoise. Il en serait de même pour les palpitations, les troubles gastro-intestinaux, etc.; le phénomène angineux lui-même, dans nombre de cas, ne serait pas un empêchement à l'usage de la méthode;

2° Si maintenant nous considérons la lésion cardiaque, il est trois ordres d'altérations ou de troubles fonctionnels que les auteurs suédois ont surtout visés : ce sont les hypertrophies, les scléroses myocardiques et les dilatations cardiaques, primitives ou secondaires.

Nous n'insisterons pas longuement sur l'hypertrophie dite idiopathique des jeunes gens. Notre opinion à ce sujet est connue. C'est dans les cas de cet ordre que, d'après Wide, l'amélioration serait la plus manifeste : à coup sûr ici l'effet du traitement n'a pu se faire sentir que sur les symptômes subjectifs dont se plaint le sujet, et l'on ne peut raisonnablement prétendre à la guérison d'une hypertrophie qui n'existe pas. Retenons cependant ce fait que les jeunes sujets qui présentent ces symptômes pénibles de céphalée, de palpitations et d'essoufflement pourront se trouver bien de l'entraînement méthodique réalisé par la gymnastique suédoise et le massage.

La *polysarcie du cœur* a été donnée par Zander et Wide comme une des indications principales de la gymnastique suédoise. Le traitement du cœur des obèses, pour Wide, exige même quelques pratiques un peu spéciales : les mouvements passifs doivent dans un certain nombre de cas céder rapidement le pas aux mouvements actifs pour permettre au cœur de reprendre plus facilement sa vitalité et sa force contractile. En cela la méthode d'Œrtel serait un excellent adjuvant des moyens précédemment exposés. Dans une discussion qui a eu lieu récemment en Angleterre sur le traitement des maladies du cœur par la balnéothérapie et par la gymnastique, les auteurs ont signalé les bons effets de la gymnastique suédoise et du massage dans la surcharge graisseuse du cœur.

La *sclérose cardiaque*, accompagnée ou non de sclérose artérielle généralisée, est, au yeux des auteurs suédois et de Bum, une des indications de la cure par la gymnastique. Cependant Heinemann dit que l'artério-sclérose rénale contre-indique le traitement. Somme toute, ce sont les cas, où les symptômes consistent en essoufflement, en intermittence cardiaque avec troubles dyspeptiques et intestinaux, qui pourraient répondre aux indications les plus favorables; dans ces cas Mme Tacké dit avoir constaté de nombreuses améliorations « pouvant se prolonger au delà de la durée du traitement ».

Pour diminuer la stase veineuse dans les poumons, on utilise les « mouvements de respiration » et surtout la « trépidation » du thorax avec « soulèvements ». Pour la stase de l'appareil digestif, on pratique le pétrissage de l'estomac.

La *dilatation cardiaque* serait justiciable aussi de la médication par la gymnastique suédoise : mais encore faut-il ici faire une distinction nécessaire. Comme l'hypertrophie et plus qu'elle encore, la dilatation du cœur est un phénomène habituellement secondaire. Si nous laissons de côté ce qui a trait aux dilatations cardiaques consécutives aux myocardites aiguës, nous verrons qu'on peut leur reconnaître comme causes soit la fatigue ou le surmenage (dilatations essentielles), soit une lésion cardiaque quelconque (dilatation symptomatique).

La dilatation cardiaque se manifeste en dehors de toute lésion valvulaire chez des sujets jeunes ou âgés qu'un exercice un peu violent, le surmenage, ou bien un réflexe énergique a tout d'un coup surpris en épuisant leur résistance cardio-vasculaire. Si le cœur n'est pas capable chez ces sujets de surmonter l'augmentation de résistance qui se manifeste il se laissera dilater facilement, et cette dilatation, en se répétant, pourra, dans un certain nombre de cas, tendre à persister ou même devenir permanente.

Cette extrême facilité avec laquelle le cœur se dilate, même à l'état physiologique, ne nous a guère été révélée que dans ces dernières années depuis que la radioscopie nous a permis de constater *in situ* l'étendue de ses mouvements d'ampliation. Chez notre maître le professeur Potain, nous avons pu voir comment, sous l'influence d'un simple effort de la toux, les cavités cardiaques s'élargissaient, même chez des gens en apparence bien portants, pour revenir à leur état normal dès que la cause qui avait provoqué cette modification disparaissait. Cette dilatation en se répétant peut, chez des sujets prédisposés, devenir une cause de gêne et de troubles sérieux. Dans ces cas il y a intérêt à augmenter la résistance cardiaque, à faciliter la circulation, en un mot à permettre au malade d'adapter plus complètement son cœur aux modifications qui, soit mécaniquement, soit par voies réflexes, agissent sur l'ensemble du système cardio-vasculaire. Or, ces dilatations cardiaques se produisent avec une grande facilité chez les jeunes sujets, qu'elles soient accompagnées ou non de palpitations, d'angoisses précordiales et de ces symptômes que l'on met d'ordinaire sur le compte de l'hypertrophie de croissance.

Ces dilatations cardiaques se retrouvent aussi, comme nous l'avons montré avec notre élève

M. Millet, chez la femme enceinte, et, chez elle aussi, on a parlé d'une hypertrophie idiopathique qui, en réalité, n'existe pas.

Les sujets dyspeptiques ou bien ceux qui sont atteints de troubles digestifs sont facilement sujets à des dilatations cardiaques plus ou moins prononcées, transitoires ou persistantes, sur lesquelles MM. Potain et Barié ont depuis longtemps attiré l'attention. Souvent ces accidents de la dilatation cardiaque se rencontrent chez les sujets obèses ayant ou non les signes qui caractérisent la surcharge graisseuse du cœur.

En laissant de côté le cas spécial des femmes enceintes, il paraît bien évident que les pratiques de la gymnastique suédoise et du massage ne peuvent être qu'utiles aux sujets, enfants ou adultes, qui sont enclins à présenter les phénomènes subjectifs de la dilatation cardiaque. Mais il ne faut pas oublier que l'effet de la médication ne sera vraiment utile que parce qu'il s'adressera à la cause même qui a provoqué la dilatation cardiaque (dyspepsie, etc.), plutôt qu'à cette dilatation elle-même. Dans de pareils cas le secret de l'action de la gymnastique suédoise et du massage est facile à trouver : il consiste, par l'effet d'un entraînement intelligent, à faire exécuter des exercices à des gens qui n'en font pas et à les régler chez des gens qui les font mal.

Voyons maintenant ce qui a trait aux dilatations cardiaques liées aux affections chroniques du cœur.

La dilatation cardiaque surajoutée aux affections chroniques du cœur est habituellement un des premiers indices et une des premières manifestations des troubles asystoliques : mais il importe encore ici de faire une distinction basée sur la nature même de l'affection causale. Alors que chez les sujets atteints de lésions mitrales, la dilatation cardiaque, avec léger œdème pulmonaire, avec congestion hépatique, est un phénomène fréquent et précoce, le plus habituellement, au contraire, chez les sujets atteints d'affection aortique ou de sclérose artérielle généralisée, cette dilatation est tardive et très souvent d'un tout autre pronostic. La gymnastique convient-elle également à ces deux ordres de dilatations? Il faut bien dire que nous ne trouvons pas, dans les travaux des auteurs qui ont écrit sur le sujet qui nous occupe, de conclusions formelles à ce sujet. Cependant Lagrange admet que, même en cas d'œdème et de congestion viscérale intense, le massage des membres, le massage de l'abdomen, les mouvements de circomduction, etc., sont des plus utiles pour lutter contre la stase sanguine et faciliter le travail du cœur.

Le docteur Cautru et, avec lui, M. Huchard, insistent plus particulièrement sur les effets du massage abdominal et admettent que cette pratique a souvent pour effet d'aider à la disparition des œdèmes, de rétablir la diurèse et de décongestionner le foie. Les auteurs suédois qui pratiquent le massage abdominal au même titre que le massage général estiment que ce dernier a une action diurétique bien plus efficace.

Dans une discussion qui eut lieu récemment en Angleterre sur les avantages de la médication cardiaque par l'exercice, la plupart des auteurs admirent que la dilatation cardiaque pouvait rétrocéder sous l'influence de la gymnastique et du massage, surtout si la dilatation n'était pas liée à une lésion chronique valvulaire accompagnée de ses autres symptômes habituels.

Nous avons exposé ici d'une façon impartiale les indications formulées par les auteurs relativement aux différents troubles subjectifs et objectifs des maladies du cœur. Voyons maintenant, abstraction faite de la lésion cardiaque elle-même, comment se caractérisent les améliorations qui ont suivi le traitement par la gymnastique suédoise et le massage.

Il est tout d'abord à noter que ce sont surtout les phénomènes subjectifs, palpitations, oppressions, douleurs, angoisses, qui se sont trouvés amendés; encore faut-il admettre que l'amélioration n'a pas été stable dans un grand nombre de cas; mais, comme le dit avec une certaine philosophie Mme Tacké, « il faut avoir en vue que la maladie est chronique et qu'aucun autre traitement ne donnerait un meilleur résultat ». Il paraît cependant certain que les phénomènes douloureux dont se plaignent certains malades en dehors même de la complication de l'asystolie ont paru améliorés, comme cela résulte des observations des auteurs suédois, de celles de Mme Tacké et de ce que nous avons pu voir nous-même à ce sujet. Certains malades ont paru se plaindre moins vivement de leur cœur et surtout les phénomènes d'oppression ont subi une atténuation manifeste. Le docteur Wide déclare qu'il connaît un certain nombre de malades auxquels la gymnastique suédoise a pu rendre une existence active alors qu'ils étaient condamnés à une immobilité relative ou presque absolue. Mais les sujets chez lesquels les symptômes pénibles dont nous venons de parler ont été surtout améliorés sont les nerveux, les chlorotiques, les anémiques de toutes sortes, en un mot tous malades qui ont l'apparence d'une maladie du cœur, mais qui n'en ont pas la lésion : ceux-là sont nombreux, comme on sait; ils constituent ce groupe appelé par les médecins faux cardiaques, mais ils n'en sont pas moins reconnaissants si on les soulage de leur misère.

Quant aux phénomènes objectifs, ils subiraient

aussi dans nombre de cas une modification favorable, mais plus lente.

Relativement à la diurèse il semble que dans un certain nombre de cas le massage a pu avoir un bon effet sur la diminution des œdèmes et le relèvement du taux des urines. C'est ce que Wide, Linblom et d'autres ont constaté, et Piatot dit aussi que le massage des membres inférieurs combiné au massage de l'abdomen amène habituellement et d'une façon assez rapide la diminution des œdèmes.

Mais, sur ce sujet, nombre d'auteurs sont moins affirmatifs, et Heinemann dit simplement que l'existence des œdèmes et de l'anasarque n'est pas une contre-indication au traitement. Piatot ajoute d'ailleurs à ces remarques que souvent l'œdème qui avait disparu pendant le massage reparaissait aussitôt après. Somme toute, il a semblé que, sauf dans certains cas où le massage (joint au repos) avait semblé faire disparaître à lui seul l'infiltration des membres inférieurs, l'adjonction des médicaments cardiaques avait le plus souvent mis en train une diurèse que le massage avait ultérieurement accélérée et prolongée.

Toutes ces constatations sont relatives aux traitements des symptômes qui dépendent de l'affection cardiaque primitive plutôt qu'au traitement de la lésion elle-même. C'est dire que cette dernière a été peu influencée : mais si l'on n'a malheureusement pas l'ambition de faire rétrocéder l'affection valvulaire, cicatrice indélébile, il n'en serait pas moins extrêmement important d'atténuer les congestions viscérales, les stases veineuses qui facilitent les altérations organiques ultérieures. C'est cela qu'ont tenté les auteurs qui ont préconisé la gymnastique suédoise et le massage dans le traitement des maladies du cœur; nous devons à ce titre leur être reconnaissant des nouveaux moyens qu'ils ont mis à notre disposition, en n'acceptant pas toutefois sans discussion ni sans restriction toute leur manière de voir à ce sujet.

Dans un chapitre ultérieur nous exposerons nos idées personnelles relativement au traitement des maladies du cœur par l'exercice, notamment par la gymnastique suédoise et le massage, ainsi que les indications et les contre-indications de ce traitement. Mais il est juste de spécifier tout d'abord, d'après les auteurs eux-mêmes, quels sont les cas où la méthode leur paraît inapplicable.

Comme nous l'avons dit déjà, de l'avis de tous, l'artério-sclérose généralisée, accompagnée ou non de sclérose rénale, paraît une contre-indication formelle au traitement. Il en est de même des anévrysmes de l'aorte.

L'angine de poitrine par sténose des coronaires n'est pas une contre-indication, pour Zabludowski ni pour Zander, à l'emploi des mouvements passifs : nous devons dire que la plupart des auteurs ne partagent pas cette opinion.

Chez certains sujets atteints de troubles cardiaques d'origine nerveuse, chez lesquels la gymnastique suédoise et le massage pourraient *a priori* paraître indiqués, cette médication, au contraire, n'a pas donné de bons effets. C'est ainsi que les symptômes cardiaques de la maladie de Basedow ne sont pas justiciables des mouvements de gymnastique passifs ou actifs. Les échecs sont constants et en Suède on ne soumet plus les malades dont il est question à la mécanothérapie.

Les affections chroniques organiques du cœur avec dilatation excessive et tendance à la stase intra-cardiaque ne pourront pas toujours être sans danger soumises aux pratiques de la gymnastique suédoise et du massage; Zabludowski dit qu'il n'est pas rare de constater que des malades, « avec un cœur non compensé, chez lesquels se manifestent facilement les palpitations, l'angoisse précordiale, l'insomnie, la dyspnée, les troubles digestifs et parfois les œdèmes des jambes, tombent dans un état d'affaiblissement après les mouvements simples ou doubles ».

Enfin il est des cas où, contre toute attente, même avec les précautions les plus grandes, le massage, au lieu de la diminuer, exagère l'excitation cardiaque, augmente les palpitations et la dyspnée. Dans ces cas la contre-indication se pose d'elle-même; il ne conviendra à personne de persister dans la pratique de la gymnastique et du massage en voyant les dangers qui pourraient en résulter.

Eaux minérales associées à la gymnastique suédoise et au massage (Méthode de Schott).

Depuis longtemps déjà plusieurs médecins avaient eu la pensée d'utiliser la vertu de certaines eaux minérales dans le traitement des cardiopathies. Déjà anciennement Michel Bertrand (1823) avait signalé les bons effets des eaux du Mont-Dore dans certaines affections cardiaques. Dufresne de Chassaigne en 1851, et Raynal de Tissonnière avaient vanté les eaux de Bagnols (Lozère) et de Saint-Nectaire. D'autres avaient recommandé l'influence heureuse de certaines stations thermo-minérales sur les affections cardiaques. Mais la question n'a été vraiment reprise que dans ces dernières années où Bénéké et les frères Schott ont préconisé l'action des eaux de Nauheim comme traitement systématisé, combiné à l'emploi de la gymnastique suédoise et du massage. Nous allons donc reprendre en quelques mots l'étude de la médication curative ou symptomatique des affections cardiaques par les eaux chlorurées sodiques dont il a été plus spécialement parlé.

Les eaux sulfureuses, malgré les travaux favorables dont elles ont été l'objet, ne paraissent pas avoir l'assentiment de la plupart des auteurs. Durand-Fardel, Dujardin-Beaumetz considèrent l'action des eaux sulfureuses comme nuisible aux affections cardiaques. Candelle estime que ces eaux provoquent des palpitations et il est certain que les eaux sulfureuses fortes déterminent une excitation du cœur et du système vasculaire. Aussi sommes-nous de l'avis de M. Huchard qui pense que les eaux minérales sulfureuses ne conviennent pas aux sujets atteints d'affection du système artériel, d'aortite ou de toutes lésions qui s'accompagnent d'une élévation plus ou moins marquée de la tension artérielle.

Les eaux sulfureuses calciques de Bagnols (Lozère) ont été spécialement préconisées depuis les travaux de Dufresne de Chassaigne. Plus tard Raynal (1874), dans un mémoire à l'Académie de médecine sur l'action thérapeutique des eaux de Bagnols, insista sur leur bon effet dans l'endocardite chronique. Les travaux de Hermantier (1879), de Daudé, de Coulomb (1883) se prononcèrent dans le même sens. De son côté, l'école lyonnaise, avec Teissier, Rambaud, préconisa l'emploi des eaux de Bagnols, qui, dans un certain nombre de cas, auraient amélioré ou même guéri les affections chroniques du cœur. Avec MM. Huchard et Barié, nous restons sceptiques sur ce dernier point : mais il n'en est pas moins vrai que les auteurs dignes d'être crus ont noté des améliorations non douteuses dans l'ensemble des symptômes.

M. Barié en cite un exemple de sa pratique personnelle, et, en l'absence d'autres indications plus formelles, nous accepterons la conclusion qu'il formule à ce sujet. « Il est incontestable, dit-il, que certaines eaux, et peut-être plus particulièrement celles de Bagnols (Lozère), rendent de réels services aux rhumatisants avec cardiopathies, surtout lorsqu'il s'agit de jeunes sujets, ou encore chez ceux dont les lésions ne sont pas très anciennes. Il est probable que ces eaux thermo-minérales agissent surtout en mettant le malade à l'abri de nouvelles poussées rhumatismales, et par suite s'opposent, jusqu'à un certain point, à l'aggravation des lésions cardiaques préétablies. »

Les eaux bicarbonatées ont été préconisées par Nicolas comme traitement systématique dans les endocardites chroniques. C'est tout au plus si aujourd'hui on les emploie comme médication symptomatique dans certains cas sur lesquels nous aurons à revenir.

Disons cependant que Jacob a proposé comme

traitement curatif des maladies du cœur l'emploi des eaux minérales de Cudowa.

Les eaux chlorurées sodiques ont été recommandées comme traitement systématique des endocardites chroniques. Exchaquet a signalé les bons effets des eaux de Bex (Suisse); en France, on a de même recommandé les eaux de Lamotte dans l'Isère (600 mètres) et de Bourbon-Lancy (Saône-et-Loire; 250 mètres).

Nous nous occuperons tout spécialement de l'emploi et du mode d'action de ces eaux, car c'est dans une station analogue que Beneke et les frères Schott ont établi cette médication combinée de l'emploi de la gymnastique suédoise, du massage et des eaux chlorurées sodiques comme traitement systématique des affections du cœur.

Les eaux de Nauheim, situées près de Francfort, dans la Hesse, sont à 150 mètres d'altitude. Au début de ce siècle, elles n'étaient utilisées que comme salines, et c'est seulement dans ces dernières années qu'elles ont pris un développement considérable qui a fait d'elles actuellement une des stations les plus importantes de toute l'Allemagne. Ces eaux appartiennent à la classe des eaux chlorurées sodiques : elles sont inodores, limpides et contiennent une proportion considérable d'acide carbonique libre. La température des sources est très variable : allant de 19°,5 (source Alkalischer Saüerling) à 39° (source Friedrich-Wilhelm).

Le traitement, réglé d'après les frères Schott, se fait de la façon suivante :

On commence par des bains salés non gazeux, par exemple de la source n° 7 de l'eau de Nauheim, dont on laisse au préalable échapper l'acide carbonique; souvent on la dilue au début du traitement d'une certaine quantité d'eau; la durée du bain n'est d'abord que de cinq à dix minutes et la température est fixée à 27° R. Ultérieurement on augmente la concentration du bain et le malade y entre avant que l'acide carbonique s'en soit échappé.

Pour terminer, mais seulement lorsque les malades sont bien accoutumés au traitement, et même alors, très exceptionnellement chez les cardiaques, on prescrit le bain dans la source Sprüdel, pure et à eau courante. Le malade se place dans la baignoire remplie d'eau du Sprüdel, et le corps reçoit directement le jet puissant de cette source, en même temps que l'acide carbonique qui agit sur la peau est constamment renouvelé.

Au début les bains ne sont pris que tous les deux jours; plus tard ils sont quotidiens, sauf un jour par semaine. La température peut être abaissée progressivement sans jamais descendre au-dessous de 21° R; de même la durée du bain peut être augmentée peu à peu sans dépasser vingt minutes.

On peut aussi faire usage de bains artificiels qu'on prépare de la façon suivante : on ajoute à de l'eau ordinaire 1 à 1 1/2 p. 100 de chlorure de sodium, et, pour rendre ce bain gazeux, on dissout dans un bain de 250 litres 100 grammes de bicarbonate de soude et 100 grammes d'une solution à 42 p. 100 d'acide chlorhydrique. On augmente peu à peu ces proportions pour arriver à la fin à 1000 ou même 1500 grammes de chaque ingrédient. (Moeller.)

Immédiatement après le bain salé gazeux on constaterait une diminution de fréquence du pouls qui deviendrait plus ample et plus plein ; souvent l'arythmie a diminué ou disparu ; la percussion permet de reconnaître que la dilatation générale du cœur a rétrocédé, les bruits d'auscultation sont plus nets et souvent des bruits anormaux qui n'étaient pas perceptibles à cause de l'insuffisance des contractions cardiaques sont nettement perçus. La fréquence des mouvements respiratoires s'atténue, la dyspnée et les palpitations sont moindres et le malade se sent plus disposé aux mouvements corporels.

Tels sont, au dire des médecins de la station, les principaux effets de la cure hydro-minérale de Nauheim. Quant au mode d'action des eaux, il faudrait le chercher dans l'excitation des ter-

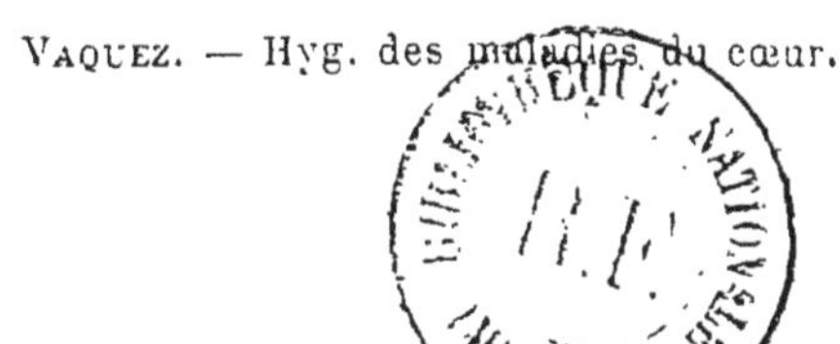

minaisons sensibles des nerfs périphériques par les sels et l'acide carbonique contenus dans les bains. Cette action stimulante qui s'étend à toute la surface du corps se propage au centre nerveux et exerce son influence, par voie réflexe, sur les nerfs et le muscle cardiaque : ultérieurement il en résulterait une stimulation du cœur et un développement marqué de ses fibres musculaires. Au dire des médecins de Nauheim, les bains salés gazeux constitueraient un tonique de premier ordre pour le cœur. (Moeller.)

En laissant de côté ce qu'il y a de manifestement exagéré dans les assertions des auteurs que nous avons cités et sans même discuter la possibilité de la résorption des exsudats valvulaires, on voit de suite que l'explication physiologique donnée est purement hypothétique; mais ce point n'a qu'une importance secondaire et c'est le résultat pratique qu'il nous importe de considérer.

Or, ce qui rend toute discussion difficile, c'est que la méthode de Schott comporte l'adjonction de la gymnastique suédoise et du massage au traitement hydro-minéral. Il est donc bien difficile de faire la part de ce qui revient, dans les améliorations constatées, à la gymnastique ou à la balnéothérapie. Les indications de traitement sont d'ailleurs les mêmes et les contre-indications aussi, puisque les lésions des vaisseaux, l'artério-sclérose généralisée et l'angine de poitrine ne comportent pas l'emploi des bains salés gazeux.

L'adjonction de la balnéothérapie à la gymnastique suédoise a paru très recommandable au professeur von Jurgensen qui, au Congrès de Wiesbaden, s'est montré très favorable à ce genre de traitement; de même Israel, de Copenhague, et Heinemann, de Berlin, et d'autres encore ont insisté sur l'utilité des bains salés gazeux; mais au récent congrès de balnéologie et de climatologie de Londres, la question a été autrement posée. Les auteurs ont convenu que les eaux de Nauheim n'avaient aucune vertu spécifique et que les eaux rendues artificiellement salines et gazeuses par le procédé que nous avons indiqué, pouvaient être d'une efficacité semblable. Des auteurs comme Sansom, Albutt, ont admis que la gymnastique et le massage primaient la balnéothérapie.

En résumé, tout en discutant la valeur des observations présentées par Schott, certains, avec le docteur Bezly Thorne, ont convenu que la dilatation cardiaque subissait une rétrocession manifeste. Enfin, les indications du traitement par la balnéation, la gymnastique d'opposition et le climat combinés se rencontreraient, pour les auteurs cités plus haut, dans les accidents qui suivent :

1° Affection organique valvulaire avec rupture de la compensation;

2° Dilatation et faiblesse du cœur, surcharge graisseuse sans lésion valvulaire manifeste;

3° Artério-sclérose généralisée avec troubles du côté des reins;

4° Troubles fonctionnels cardiaques d'origine nerveuse.

En résumé la méthode des frères Schott de Nauheim ne constitue qu'un habile corollaire de la médication par l'exercice. Aussi ne discuterons-nous pas spécialement chacune de ses indications, nous en référant aux conclusions plus générales relatives au traitement des affections et troubles cardiaques par le mouvement et la gymnastique.

CHAPITRE III

Conclusions.

Critique générale des médications systématiques. Critique de la méthode d'Œrtel. — L'hypertrophie cardiaque n'est pas nécessaire et suffisante. — Les prescriptions d'Œrtel ne créent pas sûrement l'hypertrophie.

Critique de la méthode suédoise.

Ressources offertes par les méthodes précédentes. — Les névropathes. — Les faux cardiaques. — Les vrais cardiaques. — Asystolie. — Artério-sclérose et hypertension. — Lésions valvulaires. – Symphyse cardiaque. — Surcharge graisseuse.

Les méthodes que nous venons d'exposer en détail et qui ont chacune, à leur manière, l'ambition de constituer une véritable médication systématique des maladies du cœur, ont été, *à priori*, l'objet d'un favorable accueil. N'avaient-elles pas l'avantage énorme d'offrir des ressources thérapeutiques nouvelles au médecin un peu désabusé des effets trop souvent limités des médicaments cardiaques et ne semblaient-elles pas promettre des chances inattendues de succès dans des cas où l'inaction paraissait seule autorisée?

Les raisons d'un aussi favorable accueil étaient donc des plus légitimes. Devons-nous encore les considérer comme valables, ou faut-il admettre qu'elles ne sont qu'illusoires? Disons-le de suite; à notre avis ces méthodes systématiques, qui devaient nous donner une victoire presque toujours assurée, si elles ont promis beaucoup, ne nous ont pas du moins entièrement déçus. Elles nous ont appris, ce que l'on avait seulement oublié, que l'immobilisation n'est pas toujours le meilleur mode de traitement des affections du cœur, et que le mouvement, sous ses différentes formes, si utile au maintien du bon état de la santé générale n'est pas nuisible non plus à la lésion locale. Mais prétendre qu'il peut constituer une véritable médication, systématiquement applicable à la cure des affections du cœur, quelles qu'elles soient, constitue une exagération évidente, contre laquelle plaident les données de la pathologie, de la physiologie et de la clinique. C'est la part qui lui revient dans la thérapeutique et l'hygiène cardiaques, que nous allons tenter de déterminer.

En elle-même, l'idée d'une médication systématique est irrationnelle, car il n'y a rien de plus opposé quelquefois que deux maladies ou surtout deux malades, en apparence semblables. Cela est vrai principalement pour les affections du cœur. Si les symptômes principaux paraissent identiques chez deux sujets atteints d'une même maladie mitrale, ne voit-on pas bientôt que les détails différents qui caractérisent individuellement chaque sujet, vis-à-vis de sa propre maladie, suffisent à créer des indications également différentes d'hygiène et de thérapeutique. La preuve en est dans la difficulté d'établir pour ces mêmes sujets des probabilités pronostiques et dans la façon tout à fait dissemblable dont ils réagissent à un même médicament. Si, au lieu de considérer des malades souffrant d'une affection identique, nous nous adressons à des sujets diversement atteints, nous verrons bientôt combien il est irrationnel d'assimiler entre eux des aortiques et des mitraux, des artério-scléreux et des nerveux, etc. Ici il n'y a souvent que des oppositions et non des analogies.

Mais peut-être pourra-t-on objecter que la méthode thérapeutique nouvelle, cure d'Œrtel, gymnastique suédoise ou traitement des frères Schott, est assez générale dans ses effets pour triompher, par des voies différentes, de tous les symptômes morbides quels qu'ils soient, ou encore d'une affection cardiaque, quelle que soit également sa nature. S'il en était ainsi, si l'on pouvait par l'une de ces méthodes isolées, ou en les combinant toutes, augmenter à la fois la résistance du cœur en maintenant son intégrité, diminuer la résistance périphérique, rendre en un mot à la circulation son équilibre parfait en supprimant tous les troubles qui résultent d'une lésion du cœur, il ne serait plus nécessaire d'en demander davantage. Qu'importerait la difformité valvulaire puisque l'organisme ne devrait plus en ressentir les conséquences fâcheuses? La constatation brutale des faits cliniques observés emporterait bientôt les réserves logiques et théoriques que nous avons pu faire et la formule thérapeutique serait bien vite trouvée : la médication par le mouvement serait imposée d'elle-même à toute affection du cœur, valvulaire ou myocardique.

En raisonnant ainsi on s'exposerait à de graves mécomptes, et si l'on veut faire bénéficier le malade des ressources nouvelles que les méthodes précédemment décrites lui offrent, c'est en évitant d'une façon absolue de l'y soumettre systématiquement qu'on y parviendra. Les considérations théoriques et pratiques que nous allons développer vont nous montrer les dangers d'une telle systématisation.

La méthode d'Œrtel est établie sur cette donnée que le danger créé par la lésion cardiaque réside toujours dans le cœur même, dont l'affaiblissement progressif fait naître et aggrave les troubles qui conduisent à l'asystolie. On voit de suite combien cette conception étroite résiste peu à l'examen des faits. Si on l'adoptait, il faudrait rayer de la pathologie et de la clinique les multiples lésions viscérales, hépatiques et pulmonaires surtout, qui peuvent conduire à la mort les sujets chez lesquels le cœur est encore capable de fournir une longue et utile carrière, comme cela se voit par exemple au cours des sténoses mitrales.

Partant de cette idée doctrinale, non acceptable à notre avis, la conclusion rationnelle d'Œrtel doit être qu'il faut et qu'il suffit, pour combattre les effets d'une maladie du cœur, d'augmenter le volume de l'organe en proportion de l'obstacle qu'il a à vaincre, sans altérer l'intégrité du myocarde. Ici encore les faits plaident contre le caractère absolu de cette proposition.

L'hypertrophie s'établit nécessairement et d'elle-même lorsqu'un obstacle est créé au courant sanguin, en aval du cœur; elle est alors totale pour tout le muscle cardiaque pourvu que celui-ci soit sain et que sa nutrition normale soit assurée. Si l'obstacle siège dans le cœur lui-même, l'augmentation de volume ne s'effectuera que sur les parois des cavités situées en amont de la lésion. L'hypertrophie sera alors partielle. Elle se rencontre par exemple comme conséquence de la sténose mitrale et elle siège alors sur l'oreillette gauche. Dans ces cas, ou bien l'hypertrophie est nécessaire, et alors elle se produit d'elle-même; ou elle n'existe pas, et c'est alors qu'elle était inutile. La médication d'Œrtel ne saurait aucunement provoquer et entretenir cette hypertrophie si spéciale.

Mais prenons d'autres cas auxquels la méthode pourrait, *a priori*, mieux s'appliquer. Dans le cours des lésions orificielles, à la suite de la symphyse cardiaque ou de la surcharge graisseuse du cœur, lorsque la pression artérielle s'abaisse et que la stase veineuse commence, l'augmentation de l'énergie ventriculaire peut, dans une certaine mesure, compenser la rupture de l'équilibre circulatoire. Or voyons ce qui se passe en réalité.

Parfois l'hypertrophie est considérable, comme cela se voit à la suite d'insuffisance mitrale et elle atteint même souvent un degré auquel elle ne parviendrait que bien difficilement par l'exercice; or nous savons que cette hypertrophie, si elle peut reculer les accidents terminaux, ne les écarte cependant pas indéfiniment.

Par contre l'hypertrophie peut totalement manquer dans certains cas de symphyse cardiaque sans qu'il y ait jamais le moindre trouble circulatoire, et justement les symphyses méconnues, celles que l'on rencontre parfois inopinément à l'autopsie, qui n'ont en rien incommodé le malade et qui sont celles dont Laënnec disait qu'elles ne gênent en rien le fonctionnement cardiaque, ne s'accompagnent pas habituellement d'hypertrophie du cœur. Lorsque les troubles provoquent une augmentation de volume, celle-ci peut atteindre un très fort degré sans empêcher les accidents d'asystolie d'apparaître à un certain moment.

L'hypertrophie cardiaque n'a donc pas en réalité le rôle providentiel qu'Œrtel lui accorde. Au surplus cette hypertrophie fût-elle nécessaire, il n'est pas bien sûr que les prescriptions d'Œrtel fussent capables de la réaliser.

Nous savons qu'il y a certaines conditions physiologiques où le cœur peut augmenter de volume. Nous avons montré que la pratique des exercices gymnastiques était capable de produire cet effet. Mais il faut pour cela des conditions spéciales. Les exercices dont il s'agit consistaient surtout, dans les cas observés, en gymnastique aux agrès, celle qui produit si facilement la dilatation cardiaque.

Lorsque les sujets sont sains et robustes, nous savons qu'une pareille dilatation, transitoire, mais répétée, peut être suivie de l'augmentation du volume des parois qui limitent la cavité.

Les exercices préconisés par Œrtel ne sont guère assimilables aux exercices précédents. Pratiqués avec la modération recommandée par l'auteur, ne mettant en jeu qu'un nombre limité de muscles, ils sont capables de diminuer la résistance périphérique dans le système circulatoire sans élever la tension intra-cardiaque. Par là ces exercices ne provoquent pas de dilatation cardiaque, ce qui est un bien, mais pour la même raison ils ne sont pas capables de créer l'hypertrophie rêvée par Œrtel. Ces phénomènes sont bien connus depuis les recherches de Marey.

Faut-il croire que la pratique également recommandée par Œrtel de faire en marchant des *expirations saccadées* modifie le résultat de l'exercice en augmentant la pression intra-cardiaque. Bien que ce mode d'expiration rappelle un peu le phénomène de l'effort, et retienne un certain temps le sang dans un cœur modérément dilaté, il ne semble pas qu'il puisse être suffisamment mis en œuvre par les malades, étant fastidieux et pénible, pour produire un effet utile.

Les critiques que nous venons de formuler ne peuvent en rien détruire la réalité de certains bons effets de la méthode d'Œrtel; elles visent simplement l'application systématique que l'on a voulu faire de cette méthode. Nous verrons tout à l'heure ce qu'il en faut retenir dans la pratique usuelle.

La seconde des méthodes auxquelles on a voulu attribuer la valeur d'un traitement systématique est celle qui consiste dans l'emploi des mouvements actifs ou passifs, gymnastique suédoise et massage, combinés ou non, aux pratiques hydrominérales. Par ces pratiques les auteurs ont pensé pouvoir diminuer la résistance dans la tension veineuse périphérique, faciliter la circulation et soulager le travail cardiaque.

On le conçoit de suite, cette méthode ne s'applique pas à tous les cas. Certains sujets atteints de sténose mitrale n'ont, pendant longtemps tout au moins, aucune gêne de la circulation périphérique; seule la circulation pulmonaire est entravée, surtout dans les efforts. Les mouvements passifs ne peuvent être utiles à ces malades que d'une façon très indirecte. Ceci est plus vrai encore pour les aortiques, chez lesquels la tension artérielle est habituellement suffisante et même exagérée, et la stase veineuse minime. Avec de pareils malades, pour agir utilement, il faudrait donc attendre que la gêne de la circulation périphérique commençât à se manifester. Si on use des pratiques précédemment indiquées et que l'on en obtienne de bons effets, c'est donc par un autre procédé que celui invoqué par les auteurs. C'est ce qui arrive en réalité.

Si, d'autre part, on essaye de se rendre compte du soulagement éprouvé par le cœur dans l'emploi des mouvements passifs, on s'aperçoit qu'il ne se produit qu'à la longue et souvent après des incidents pénibles; nous voulons parler des palpitations et de la dyspnée.

Les mouvements passifs ont bien pour effet de déterminer de la vaso-dilatation dans les muscles mis en action, de faciliter et d'activer la circulation veineuse, mais s'il en résulte une accélération du cours du sang, il s'en suit aussi que la quantité de sang qui passe, plus abondante et plus rapide, dans les cavités cardiaques, peut provoquer ou le phénomène de la palpitation, ou celui de la dyspnée, si le cœur insuffisant à sa tâche se laisse distendre. Ainsi donc, l'abaissement de la résistance périphérique ne sera pas capable de soulager le travail cardiaque, si en même temps on demande à celui-ci de fournir des systoles plus amples et plus rapides. Pour avoir l'économie vraie de fatigue cardiaque il faudrait que le surcroît nouveau de travail imposé par l'accélération du cœur, du sang fût soustrait, du soulagement réel apporté par l'accroissement de la résistance périphérique. Le résultat de cette opération pourrait correspondre à une économie de travail bien inférieure en réalité à ce que l'on peut penser.

Et cependant, plus encore que pour la méthode d'Œrtel, les conclusions finales sont en faveur de l'emploi des mouvements passifs, au moins dans le plus grand nombre de cas. Aussi nos critiques ne visent-elles encore que l'emploi systématisé de la méthode précédente, comme applicable indistinctement à toutes les cardiopathies. La physiologie pathologique sur laquelle on a voulu édifier ses fondements n'est pas toujours celle invoquée par les auteurs, et le fût-elle, elle n'aurait rien à voir dans la thérapeutique d'un certain nombre d'affections de troubles cardiaques.

Si ces médications ne peuvent pas, d'une façon raisonnable, être appliquées systématiquement au traitement de toutes les cardiopathies, il n'en est pas moins vrai qu'elles ont donné des résultats thérapeutiques sérieux. Le témoignage médical est allé vers elles avec un enthousiasme évident : celui qui accompagne toutes les nouvelles médications à leur début.

Envisageons maintenant les faits. Estimons les résultats obtenus, voyons le bilan des guérisons et la nature de celles-ci.

Sous la dénomination de cardiaques, on comprend deux sortes de malades. Ceux qui le sont et ceux qui croient l'être. Parmi les premiers il y a les sujets atteints d'une véritable affection cardiaque, que le médecin peut constater ou supposer, et ceux qui souffrent de simples troubles, capables de disparaître ou de se déplacer avec la cause qui les a fait naître. Les malades qui se croient cardiaques sont légion. Cardiaques aujourd'hui, ils seront dyspeptiques ou neurasthéniques demain et névropathes toujours. Ils constituent une bonne part de cette clientèle ambulante que l'on trouve dans les instituts de massage ou d'électrothérapie, à Nauheim ou chez Kneipp, suivant le goût du jour. Ils sont, que l'on nous passe l'expression, les snobs des stations thermales les plus récemment lancées. Ils en célèbrent les mérites, attendant pour les dénigrer, le déplacement nouveau que la mode leur imposera ou que leurs dernières manifestations morbides leur suggéreront. En cela ils agissent d'après leur propre sentiment et souvent aussi avec l'assentiment de leur médecin, qui juge inutile de les empêcher d'aller là où ils désirent se rendre et où, par ce fait même, ils sont assurés de se trouver soulagés. Pour ces malades il faut des stations comme Nauheim et pour des stations comme Nauheim il faut beaucoup de ces malades.

Occupons-nous maintenant des cardiaques. Parmi ceux-ci il y a, a-t-on dit, par une appellation erronée, les vrais et les faux cardiaques. Cette appellation a été imaginée par les médecins, et elle est assez universellement acceptée. Elle est cependant abusive, car le fait de ne pas avoir une lésion valvulaire ou une myocardite chronique n'est pas un empêchement à souffrir du cœur. Les sujets qui souffrent ainsi se considèrent à juste raison comme des cardiaques, et s'ils ont moins de maladie qu'un sujet atteint de sténose mitrale, ils parlent souvent plus de leur mal. Parmi ces faux cardiaques, beaucoup peuvent être soulagés par l'usage de l'exercice, des mouvements passifs ou actifs, aidés des pratiques hydrominérales. Les anémiques, les chlorotiques, les surmenés de toute sorte, les dyspeptiques, chez lesquels la note cardiaque dominera, ne retireront que de bons effets des moyens précédemment indiqués.

Il en est de même des jeunes sujets dont la croissance est difficile et qui sont si volontiers palpitants. L'entraînement raisonnable, méthodique, dans une station consacrée à cet effet procurera à ces sujets un soulagement qu'ils n'auraient pas obtenu chez eux, malgré la surveillance médicale la plus attentive.

Ces malades sont des faux cardiaques d'une nature spéciale, subjectifs, pourrait-on dire, car les troubles dont ils se plaignent sont essentiellement subjectifs. Mais il y a aussi des faux cardiaques objectifs. Ce sont ceux qui, ne se plaignant d'aucun phénomène du côté du cœur, sont cependant dénommés cardiaques par le fait d'un examen médical inattentif ou erroné. Ces faux cardiaques « par omission » sont ces sujets porteurs de souffles anorganiques, transitoires ou permanents. Les premiers fournissent les plus belles observations de guérison d'affection cardiaque sous l'influence du traitement, et la disparition de leur souffle paraît trop souvent une preuve définitive de cette guérison.

Nous ne prétendons pas, en effet, comme certains auteurs l'ont affirmé, que toutes les affections cardiaques valvulaires considérées comme guéries par la méthode d'Œrtel ou celle de Schott, n'étaient en réalité constituées que par des souffles anorganiques, mais à coup sûr le nombre de ces cas doit être bien considérable. La constance d'un souffle à la pointe n'implique pas toujours la réalité d'une insuffisance mitrale, même fonctionnelle, et les observations présentées par les promoteurs des méthodes systématiques ne sont pas, à ce sujet, et pour la plupart, exemptes de toute critique. Il faut ajouter d'ailleurs que l'ambition de ces auteurs ne va pas d'ordinaire jusqu'à prétendre que les déformations valvulaires puissent céder sous l'influence du traitement.

D'autre part, ces malades, atteints ou non de troubles du cœur et porteurs de souffles anorganiques, sont habituellement des jeunes sujets, anémiques ou fatigués par la croissance, et le premier effet de la médication par le mouvement est de modifier profondément leur état général et souvent de faire disparaître les conditions qui avaient provoqué l'apparition des bruits anormaux. On peut donc les considérer comme guéris, non d'une affection cardiaque qu'ils n'avaient pas, mais des troubles et des symptômes qui les faisaient considérer comme de véritables cardiaques.

Pour tous les malades que nous venons de considérer la cure d'Œrtel ou celle de Schott convient. La médication par l'exercice est pour eux, à des titres différents, une médication de choix. Guéris, ils deviennent les adeptes reconnaissants et enthousiastes des méthodes qui les ont soulagés. Les stations thermales ne sauraient trop faire pour les attirer et les retenir.

Il nous reste à considérer une dernière catégorie de malades : celle des sujets atteints vraiment d'une affection cardiaque ou des gros vaisseaux. Pour ces sujets, l'erreur résultant d'une mauvaise direction de traitement pourrait avoir de graves conséquences. Il importe donc d'agir en toute connaissance de cause.

Nous procéderons par élimination, éliminant tour à tour les affections cardiaques non justiciables du traitement par le mouvement, avec le motif de l'exclusion et les restrictions qu'on peut lui apporter. Nous resterons ensuite en présence de quelques cas bien spécifiés pour lesquels la conduite à tenir sera alors plus facilement établie, d'après les données que nous venons de discuter.

La médication par le mouvement ne convient pas aux malades porteurs d'une lésion cardiaque ayant provoqué des complications asystoliques généralisées, avec œdème des membres inférieurs, diminution notable du taux des urines et encombrement de la circulation pulmonaire. De pareils malades ne peuvent être traités qu'à domicile et il ne viendra à personne l'idée de les diriger vers quelque station minérale ou de mécanothérapie, où, certes, les médecins ne les réclament pas.

Pour ces asystoliques, les ressources thérapeutiques sont à mettre tout d'abord en œuvre, et peut-être pourraient-elles être dans certaines circonstances secondées par des pratiques très prudentes de massage. Ces dernières doivent être surveillées par le médecin et abandonnées si elles déterminent quelques troubles pénibles, ou si elles se montrent manifestement inefficaces. L'application du massage à la cure des affections cardiaques, à la période asystolique, ne nous paraît donc pas irrationnelle malgré les réserves que nous avons formulées. Ajoutons que cette méthode, récente encore d'application, a besoin d'observations nombreuses et précises pour que ses indications puissent être nettement spécifiées et délimitées. Lorsque la crise asystolique aura disparu, les indications du traitement par l'exercice pourront être discutées et admises s'il n'existe pas de lésions viscérales persistantes ou profondes.

Nous ne pensons pas non plus qu'il soit prudent de traiter par la méthode d'Œrtel ou celle des frères Schott les sujets atteints d'artériosclérose généralisée, avec hypertension artérielle, surtout s'il s'y joint des phénomènes d'*angor pectoris*. Il est bien certain que des cas d'amélioration presque miraculeuse ont été rapportés qui prouveraient l'excellence de la méthode, mais la contre-partie, qu'on ne trouve guère exposée dans les travaux des auteurs, et qui montre que cette méthode, appliquée sans discernement, n'est pas sans danger, suffit à nous convaincre qu'il faut se tenir dans une prudente réserve.

Pour les malades dont il est question, nous estimons que la balnéothérapie et les mouvements actifs ne conviennent pas; la pratique de la gymnastique de résistance, sous une direction très autorisée et attentive, pourra être seule permise.

Nous en arrivons maintenant aux malades porteurs d'une lésion cardiaque valvulaire, et pour lesquels les médications systématiques ont été tour à tour préconisées ou défendues, suivant les auteurs. Les avis sur ce point ne sont pas aussi contradictoires qu'ils le paraissent, si l'on veut bien ne pas s'en tenir à l'application systématique de la méthode et considérer au contraire les cas particuliers.

Lorsqu'un jeune sujet sort d'une maladie infectieuse, rhumatisme articulaire ou toute autre, ayant déterminé des complications endocardiques, il est bon, comme l'on sait, de le soumettre à la médication iodurée pendant un temps très prolongé; durant cette époque il ne nous paraît pas rationnel de mettre en œuvre la médication par l'exercice. Lorsque plusieurs mois se seront écoulés, on pourra laisser l'enfant reprendre une certaine activité au grand air, en surveillant ses exercices et ses jeux, suivant les indications que nous avons données à ce sujet.

Nous ne voyons pas alors en quoi les pratiques hydrothérapiques systématisées pourraient être profitables. L'enfant devra-t-il être envoyé dans une station aménagée spécialement? C'est affaire de convenance, car s'il se développe librement et si le travail de la croissance ne paraît pas devoir provoquer de troubles anormaux, il n'est pas nécessaire de soumettre l'enfant à une discipline rigoureuse, qui serait pour le moins pleine d'ennui pour lui. Un entraînement convenablement mesuré, sous les yeux d'une personne avisée et en évitant tout surmenage intellectuel et physique, est ce qui lui conviendra le mieux.

Lorsque la lésion valvulaire est définitivement constituée, sans retentir d'ailleurs d'une façon fâcheuse sur l'organisme, la question se pose de savoir s'il est bon, par précaution, de soumettre le malade à des pratiques de gymnastique et d'exercices. Pour notre part nous n'en voyons pas la nécessité; à quoi cela servirait-il? à augmenter, par anticipation, le volume du cœur? Mais, comme nous l'avons vu, cela n'est pas immédiatement utile et il est fort douteux que les pratiques dont nous avons parlé y réussissent. A rétablir la circulation périphérique troublée? mais le propre de cette longue période de calme des affections valvulaires est de n'occasionner aucune gène appréciable dans cette circulation; ainsi le travail auquel on se livrerait serait certainement inutile. Ici encore on se contentera de prescrire au malade les recommandations d'hygiène que nous avons exposées, en lui évitant une existence trop sédentaire de même que tout surmenage physique. Une médication systématique ne nous paraît pas de mise à ce moment.

Il n'en est plus de même lorsque apparaissent les premières manifestations des *cardiarchies* (Potain) ou perturbations secondaires. Dès que la dyspnée d'effort s'établit ou tend à reparaître au moindre mouvement, ou bien lorsque le cœur présente une sensibilité spéciale, caractérisée par des palpitations pénibles, la médication par l'entraînement raisonné s'impose. Nous avons vu dans ces cas la gymnastique suédoise donner des résultats vraiment dignes de retenir l'attention. Le malade peut récupérer peu à peu l'aptitude à une respiration plus ample et plus facile. L'encombrement de la petite circulation diminue et la limite de l'adaptation pulmonaire semble être positivement reculée.

Ici, comme toujours, nous conseillons de n'en arriver aux mouvements actifs qu'après avoir utilisé les ressources de la gymnastique passive et nous croyons qu'il est avantageux de soumettre le malade à deux séries annuelles de vingt jours de durée. S'il préfère aller dans une station appropriée, on pourra recommander le séjour de deux mois, avec vingt jours d'exercices actifs modérés dans l'intervalle des deux séries d'exercice passif. Une prescription analogue pourra être faite dans le cas où le sujet aura eu déjà une crise plus caractérisée d'asystolie, avec œdème des jambes, dilatation cardiaque, crise dont il se sera remis plus ou moins complètement. On règlera les exercices et leur progression d'après la gravité des symptômes signalés et les troubles qui auront persisté.

Les recommandations que nous venons de faire sont applicables de tous points aux sujets atteints de symphyse cardiaque consécutive à une péricardite chronique. Même traitement systématique par l'hygiène s'il n'y a pas de trouble circulatoire résultant de la lésion cardiaque; même prescription des pratiques de la gymnastique et de l'exercice si la dyspnée d'effort s'établit avec tendance à la dilatation cardiaque.

Pour ces divers malades nous ne pensons pas qu'il soit absolument nécessaire de recommander la balnéothérapie; nous croyons même qu'il faut n'en user que le moins possible.

Les diverses médications dont nous avons parlé s'appliquent de préférence au traitement de l'obésité avec ou sans troubles cardiaques et à l'artério-sclérose commençante. Dans le premier cas et si le cœur présente des signes manifestes d'affaiblissement, la gymnastique suédoise sera tout d'abord mise en œuvre, pour en arriver progressivement et après un temps plus ou moins long aux mouvements actifs et aux divers exercices dont l'usage pourra être autorisé[1]. A cela il faudra joindre les prescriptions d'hygiène et d'alimentation propres à augmenter et à assurer les effets du traitement.

Pour l'artério-sclérose commençante, caractérisée par l'essoufflement, la fatigue rapide, la tendance aux vertiges, sans hypertension appréciable, il sera permis d'en arriver plus rapidement aux exercices actifs. Dans l'un et l'autre cas les divers massages seront utilisés avec avantage, et nous croyons qu'il est indiqué de recommander à ces malades le séjour, à une ou plusieurs reprises, dans des stations appropriées, sous une surveillance médicale autorisée, disposant elle-même d'un personnel secondaire apte à assurer au malade tout le bénéfice qu'on peut tirer du traitement. Si l'on abandonne ces malades à eux-mêmes ou si on les autorise à essayer le traitement au milieu de leurs occupations, on pourra avoir de graves mécomptes.

Nous avons vu de la sorte un sujet encore jeune, obèse, à qui les exercices avaient été recommandés, être atteint d'une attaque d'asys-

1. Les auteurs suédois ont réglé la progression des exercices passifs et actifs avec une minutie qui peut paraître parfois un peu puérile. Elle leur permet en tous cas de s'arrêter aux moindres signes d'intolérance et par là de réduire au minimum les dangers du traitement.

tolie à la suite d'une longue course à bicyclette. Le malade, occupé toute la semaine dans un bureau et ne disposant pour son traitement que de la liberté du dimanche, avait cru bien faire en consacrant toute cette journée à un entraînement forcé. L'effet ne s'en était pas laissé longtemps attendre.

En résumé on peut dire qu'il n'y a pas une médication des maladies du cœur par l'exercice, mais qu'il y a des médications diverses, utilisant différemment les ressources thérapeutiques que fournit la pratique bien entendue du mouvement, et que ces diverses médications, bonnes dans certains cas, mauvaises dans d'autres, ne peuvent être recommandées qu'après une connaissance précise et approfondie des malades auxquels elles doivent s'appliquer. Ici, comme en toutes choses, la thérapeutique et l'hygiène, pour être utiles, devraient être intelligentes et clairvoyantes et non théoriques et aveugles.

DEUXIÈME PARTIE

DES MÉDICATIONS RATIONNELLES PAR L'HYGIÈNE

CHAPITRE I

Hygiène sociale du cardiaque.

Choix d'une profession.

Principes généraux. — Influence nuisible de l'effort. — Des effets du surmenage cardiaque. — Influence des intoxications et de l'air confiné. — Influence de l'ébranlement nerveux — Influence du travail cérébral. — Résumé des indications.

Une des questions qui se posent avec le plus d'intérêt aux yeux du médecin est celle de la direction qu'il faudra indiquer aux parents dans le choix d'une carrière pour un enfant atteint de lésion cardiaque. Il importe déjà que vers l'âge de quatorze ou quinze ans les indications générales aient été données pour éviter tout déboire à l'enfant et pour ne pas maintenir les parents dans une confiance trop aveugle. Souvent la question ne peut pas se poser : soit que la nature de la lésion empêche toute hésitation dans l'avis à donner, soit que la position sociale des parents restreigne le nombre des professions entre lesquelles le choix peut se faire; mais, même encore ici dans les limites du possible, il est de bons conseils que le médecin peut donner.

Quand il s'agit d'un jeune sujet atteint d'une lésion congénitale grave, rétrécissement de l'artère pulmonaire, par exemple, avec cyanose, la profession qui exige le moins de travail pour l'enfant est la meilleure que l'on puisse conseiller aux parents. Ce qu'on demande à ces enfants c'est de vivre et non de travailler. En effet leurs jours sont malheureusement comptés. Kussmaul a constaté que 66 p. 100 des enfants atteints d'atrésie de l'artère pulmonaire meurent dans la première année, et 18 p. 100 de un à cinq ans. Ceux qui dépassent la quinzième année constituent la grande exception. L'insuffisance de l'orifice pulmonaire, quoique d'un pronostic moins rapidement grave, ne laisse pas non plus une bien longue survie, puisque 12 p. 100 seulement des sujets vivent de la vingtième à la trentième année. Le rétrécissement congénital de l'aorte, la persistance du canal artériel peuvent laisser à l'existence quelques années de répit, mais les cas de longue survie sont encore l'exception. Aussi n'y a-t-il pas à intervenir ici d'une façon bien active pour contraindre les enfants à un genre de vie qui peut leur être funeste. D'ailleurs, comme le fait remarquer Weill, les sujets atteints d'affection congénitale du cœur ne sont que trop enclins à la paresse pour qu'on soit obligé de leur défendre les exercices violents ou le travail cérébral exagéré.

Mais il est heureusement d'autres enfants pour lesquels il faut prendre un parti : ce sont ceux qui sont porteurs d'une lésion valvulaire simple ou complexe, ou ceux encore qui, à la suite d'une maladie infectieuse grave, semblent avoir conservé une altération myocardique persistante, de la dilatation cardiaque avec arythmie. Jadis la question pour eux était encore d'une solution facile. Imbu de cette idée que le repos est le médicament par excellence des cardiaques, on s'efforçait de guider ces enfants dans la voie d'une profession aussi sédentaire que possible. Tout ce qui pouvait les contraindre à l'exercice constituant, à ce qu'on croyait, un danger pour eux, la vie la plus oisive leur était recommandée et tout travail manuel leur était défendu. La prescription était vaine d'ailleurs, car, comme nous l'avons dit, les conditions sociales ne permettent que rarement d'obéir à des avis aussi exclusifs. Aujourd'hui, mieux renseignés, nous pensons qu'il n'est pas nécessaire, de considérer l'immobilité comme un idéal et comme, d'autre part, nous sommes souvent dans l'obligation de choisir pour le jeune sujet entre plusieurs professions qui nécessitent un travail physique, encore faut-il choisir avec discernement. Comme nous l'avons dit tout à l'heure, il faut savoir tout d'abord à quel milieu social on a affaire. S'agit-il d'une famille aisée, l'enfant pourra être dirigé vers des carrières plus adaptées aux genres de lésions dont il est porteur. S'agit-il d'une famille peu fortunée, les voies qui s'ouvrent aux jeunes sujets sont moins nombreuses, moins favorables pour lui, mais même encore dans ces limites restreintes, si l'on ne peut lui fournir le mieux, encore faut-il lui éviter le pire.

Quelle que soit la lésion cardiaque, quel que soit l'enfant qui en est porteur, quelle que soit la famille dans laquelle le sort l'a fait naître, il est cependant un certain nombre de prescriptions d'ordre très général que l'on doit s'efforcer de réaliser dans le choix d'une carrière à conseiller aux jeunes malades. De même que parmi les agents physiques, le cœur déjà affecté redoute surtout les variations brusques de température, les sautes de vent, le passage rapide de la plaine à la montagne, les changements inopinés de pression barométrique, de même parmi les influences morales capables d'agir sur le cœur malade, il en est qu'il faut savoir éviter. Une vie calme même dans le mouvement pourvu que celui-ci soit réglé et méthodique, mais une vie se passant en dehors des aventures, en dehors de toute influence nerveuse, dépressive ou excitante, dans laquelle les excès de toute nature ne soient pas à la portée du malade, tel est l'ensemble des principes qui devront nous guider dans le choix d'une des multiples carrières qui peuvent s'ouvrir devant l'enfant.

Ces données très générales étant établies, étudions maintenant de plus près l'influence que les diverses professions peuvent exercer sur le cœur. Parmi elles recherchons celles qui peuvent être considérées comme avantageuses, indifférentes ou nuisibles pour le système circulatoire. De cette étude, il sera alors facile de tirer des conclusions relatives au sujet qui nous occupe.

Dans une des études qui suivront et qui a trait à l'hygiène des exercices et des jeux chez les jeunes sujets porteurs de troubles ou de lésions cardiaques, nous aurons à insister sur ce fait que les jeux ou exercices fondés essentiellement sur le phénomène de l'effort sont ceux qu'il importe de défendre. Les professions qui exigent pour s'accomplir le même acte physiologique sont, d'une manière analogue et pour des raisons que nous allons développer, à éviter chez les enfants atteints d'affections du cœur.

En effet, lorsque l'effort se produit, le thorax étant en état de distension par l'inspiration forcée, le sujet ferme la glotte par la contraction de ses muscles, le thorax s'immobilise pour fournir une solide base d'insertion aux muscles qui s'y rattachent et l'effort commence quand le sujet, la glotte fermée et le thorax immobilisé, se met en état d'expiration. A ce moment, la circulation pulmonaire s'entrave : le sang s'accumule dans le système veineux et la stase se traduit par une turgescence des veines du cou, de la face et des bras. D'un autre côté il se fait une compression du système artériel par contraction musculaire générale; les carotides sont comprimées par la tension des muscles du cou, celle des muscles du bras arrête le cours du sang dans la sous-clavière et ses branches, et augmente par conséquent la pression sanguine thoracique; les muscles abdominaux compriment la portion abdominale de l'aorte. Ainsi dans ce premier temps de l'effort la circulation veineuse se trouve entravée, le cœur droit se dilate et l'aorte elle-même à son origine est soumise à une pression excessive par suite de l'arrêt du cours du sang dans les gros vaisseaux artériels.

La cessation de l'effort va soumettre le cœur et les vaisseaux à une nouvelle épreuve. Comme l'ont montré Marey et François Franck, « à la cessation de l'effort, tout le sang veineux accumulé sous pression aux abords du thorax, s'y précipite en abondance et le cœur s'y trouve ainsi surchargé ». A ce moment aussi le cœur gauche a reçu du sang en abondance et l'a lancé dans les artères sous forme d'ondées d'un volume considérable, produisant ainsi et la tension élevée et les pulsations fortes que le sphygmographe révèle. On voit, en résumé, quelles variations successives de pression dans le système cardio-vasculaire, quelles variations aussi dans la dilatation cardiaque résultent de ce phénomène de l'effort. Qu'il s'agisse de simples modifications mécaniques ou que l'asphyxie et l'excitation des centres vaso-moteurs qui en résultent jouent le rôle le plus important, comme le veut von Basch, il n'en est pas moins vrai que le cœur et les vaisseaux sont soumis de ce fait à des alternatives de réplétion et de vacuité qui ne peuvent se prolonger ou se répéter sans fatigue pour le système circulatoire.

La dilatation qui résulte de l'effort peut être suivie d'hypertrophie lorsque le cœur est sain et certaines professions semblent prédisposer à ces hypertrophies que l'on pourrait dénommer idiopathiques, tout en faisant remarquer qu'elles ont été précédées des phénomènes très transitoires alors de la dilatation cardiaque. C'est ce que l'on voit très bien à la suite de certaines lésions douloureuses du plexus brachial gauche, comme l'a, le premier, montré le professeur Potain. Cet auteur a donné l'explication très nette de la nature de ces hypertrophies que l'on voit survenir aussi bien à la suite des névralgies du plexus brachial gauche qu'après les mouvements exagérés du même bras et dans certaines professions manuelles. Ces causes diverses déterminent « un trouble de l'action cardiaque d'où résultent, comme de coutume, une distension un peu plus considérable pendant la diastole, une évacuation un peu moins complète dans la systole et, par suite, un premier degré de dilatation des cavités; cette dilatation devient enfin, comme toujours quand elle a lieu lentement et que la nutrition n'est point compromise, une cause d'hypertrophie, par cette raison qu'elle oblige le cœur à agir sur son contenu plus volumineux et qu'elle rend le moment de son action plus défavorable ». (Potain.)

Il est curieux de voir que, parmi les mouvements du membre supérieur, ce sont surtout ceux du bras gauche qui semblent avoir sur le cœur un retentissement plus manifeste. Odier et Zecchinelli ont déjà insisté sur ce point et Joseph Franck, dans son Traité de pathologie, dit : « Ce précepte (la proscription de tout exercice actif et de tout effort par rapport au bras gauche) n'est pas seulement applicable à l'angine de poitrine, mais encore aux autres maladies chroniques du cœur et des gros vaisseaux ».

Nous avons montré, d'autre part, dans un travail fait en collaboration avec le professeur Potain, que les exercices de la gymnastique pouvaient, chez des professionnels, produire une augmentation notable du volume du cœur : mais nous savons aussi que cette augmentation n'est que transitoire et disparaît rapidement lorsque l'on suspend les exercices.

Certaines autres professions peuvent déterminer de même des hypertrophies cardiaques par dilatation. C'est ce que Constan aurait constaté chez les boulangers.

Les cris fréquents et les grands efforts de voix pourraient aussi augmenter le volume du cœur. Foville, sur les 5/6 des aliénés autopsiés pendant trois ans, aurait constaté une hypertrophie du cœur reconnaissant pour cause les cris que poussaient incessamment ces malades.

Peacock dit que les mineurs de Cornouailles, qui, après avoir travaillé huit heures au fond de la mine, grimpent aux échelles pendant une autre heure pour en sortir, sont sujets aux dilatations cardiaques avec insuffisance valvulaire bien plus que les ouvriers des autres mines que l'on remonte avec des machines.

Muntzinger relate la fréquence des affections cardiaques aux environs de Tubingen et l'attribue à la nécessité pour les habitants de gravir les montagnes du pays avec de lourds fardeaux.

Les exemples que nous venons de citer, et il y en aurait encore bien d'autres, nous montrent le trouble du fonctionnement cardiaque lié aux efforts répétés et excessifs. Qu'il s'agisse de ces gymnastes pratiquant la gymnastique aux agrès, qu'il s'agisse des mineurs remontant à l'échelle ou des porteurs de fardeaux de Tubingen, c'est toujours par ces variations incessantes de pression dans le système cardio-vasculaire que l'effort a surpris un cœur supposé sain et y a produit ces altérations transitoires ou durables dont nous avons parlé.

Si le cœur est malade c'est bien plus facilement encore, et avec une gravité tout autre que les accidents se manifesteront. Les troubles que nous venons de relater apparaissent certainement de préférence chez les individus qui, par leurs antécédents morbides ou par certaines intoxications accidentelles, semblent offrir une prédisposition toute spéciale relativement à la résistance de leur cœur aux effets du surmenage. C'est ce qu'Arnould avait déjà remarqué et c'est ce qu'ont aussi noté la plupart des médecins militaires qui se sont occupés des troubles cardiaques chez les jeunes soldats.

Les exercices plus ou moins violents, qui sont le résultat habituel de la plupart des travaux manuels, peuvent manifester leurs effets de façon tout à fait différente sur un cœur préalablement malade.

Tout d'abord ces effets peuvent être tout simplement mécaniques et se manifester d'une façon brutale par la rupture d'une valvule déjà malade ou tout autre accident subit du côté du cœur. Nous laisserons de côté le traumatisme, agent brutal dont la force ne peut pas être calculée, et qui constitue en tout cas un accident dont on peut diminuer les risques sans les écarter complètement. Mais, même dans ces cas, il faut savoir que c'est surtout chez des sujets antérieurement suspects quant à l'intégrité de leur cœur ou de leur myocarde, qu'à traumatisme égal les effets seront les plus graves : mais il ne faut pas oublier non plus que l'effort plus ou moins violent constitue à lui seul un traumatisme suffisant pour déterminer des lésions plus ou moins profondes du cœur. Marat raconte qu'un tourneur, âgé de quarante-quatre ans, poussant avec effort un très lourd tonneau, sentit brusquement une douleur violente au cœur s'accompagnant de palpitations et de suffocation. La mort ayant suivi ces accidents, on trouva à l'autopsie une rupture d'un des tendons de la mitrale, mais il y avait en même temps des lésions profondes de l'aorte. Williams rapporte qu'un agent de police âgé de vingt-sept ans, alcoolique, fut pris, en montant brusquement un escalier, d'une douleur vive à l'épigastre : il succomba quelques temps après et on trouva à l'autopsie une rupture des cordons tendineux de la mitrale; mais les deux valves de cette dernière étaient déjà épaissies et indurées d'ancienne date.

De même, M. Gilbin put, dans le service de M. Robin, examiner un malade qui, en faisant un effort pour soulever un fardeau, avait été pris d'une oppression violente et présentait tous les signes d'une insuffisance mitrale par rupture d'un pilier. Cet homme avait été atteint peu auparavant d'une fièvre typhoïde des plus graves; il semblait alcoolique et tout faisait supposer l'existence d'une myocardite antérieure. On voit donc en conclusion que le danger qui résulte pour le cœur d'un traumatisme ou d'un effort violent est plus considérable encore quand il s'agit d'un individu porteur de quelque altération valvulaire ou de quelque dégénérescence myocardique, séquelle d'une infection antérieure.

Ce n'est pas toujours d'une façon aussi brutale que l'effort se manifeste : mais lorsqu'il se répète ou qu'il se prolonge, il provoque trop souvent, chez des cardiaques avérés, ces dilatations rapides qui les amènent dans les hôpitaux et dont le repos et le régime lacté ont si souvent raison.

Il faut bien noter ici, et c'est purement au point de vue de la clinique que nous nous plaçons, que les accidents désignés à tort du nom d'asystolie sont loin de progresser toujours de la même façon. Chez des individus aisés, avertis de leurs lésions, et qui sont en situation d'éviter tout surmenage, l'asystolie, lorsqu'elle apparaît indépendamment de toute condition mécanique qui l'explique, présente d'emblée une réelle gravité. Car elle indique que, malgré la sagesse du malade, les circulations viscérales et périphérique ont cessé de s'adapter à la lésion; elle indique aussi que le cœur a subi une déchéance progressive dont on aura très difficilement raison.

Tout autre est le cas de ces malades que nous soignons journellement à l'hôpital et qui y arrivent après un surmenage excessif, une marche forcée, une débauche quelconque, tout cela aggravé par une hygiène habituellement défectueuse. Chez ces sujets, le cœur s'est laissé forcer passivement et les autres symptômes de la dilatation cardiaque ont apparu; mais que ces malades soient maintenus quinze ou vingt jours au lit et au régime lacté avec une médication faite à peu de frais et dont la digitale elle-même peut être si facilement exclue, on verra bientôt le volume du cœur rétrocéder, l'œdème disparaître, la diurèse se rétablir et tout rentrer dans l'ordre comme par enchantement : puis le malade sortira de l'hôpital pour reprendre malheureusement les travaux pénibles que les nécessités sociales lui imposent, et ce n'est qu'à la troisième ou quatrième attaque du même genre qu'il succombera à une lésion à laquelle, dans d'autres conditions, il aurait pu si longtemps résister. La preuve nous en est fournie par certains de ces malades, qui, après un premier séjour forcé à l'hôpital, y ayant appris les loisirs du *far niente* et la possibilité qui leur est assurée d'y trouver toujours un lit, vont de service en service, s'arrêtant à la première alerte et fournissant par là une carrière bien plus prolongée que celle de leurs compagnons qui se sont courageusement remis de suite au travail. Si l'on avait pu éviter à ces derniers des surmenages intempestifs ou les diriger vers une carrière moins pénible pour eux, on aurait à coup sûr prolongé leur existence et reculé de beaucoup le terme de leurs souffrances.

Nous avons à ce sujet consulté les registres de l'Hôtel-Dieu depuis dix ans, pour savoir la profession des divers malades entrés à l'hôpital avec une lésion cardiaque, les séjours qu'ils y ont pu faire, l'issue de la maladie, etc. Nous savons ce que de telles statistiques peuvent présenter d'inexact : mais, cependant, on peut tirer des déductions intéressantes d'un nombre aussi considérable de cas.

De l'examen de quatre années et de 1166 affections cardiaques, il résulte que l'âge moyen d'entrée est de quarante-deux ans pour les hommes et de quarante-huit seulement pour la femme, dont les occupations sont plus sédentaires et qui peut plus facilement se reposer ou se soigner chez elle. Si, d'autre part, dans de pareilles conditions, on cherche l'âge moyen des décédés, on voit qu'il est de quarante-sept ans chez l'homme et de cinquante-trois ans chez la femme.

Les chiffres ne sont pas moins intéressants si l'on considère la mortalité des individus entrés à l'hôpital avec une affection cardiaque et de professions différentes.

	Entrées à l'hôpital en 4 années.	Décès.	Pourcentage.
Professions de force....	192	62	32
Professions sédentaires..	90	16	18

De plus, chez les saturnins, le pourcentage de la mortalité était également plus élevé; il atteignait 23 p. 100; l'âge moyen de leur entrée à l'hôpital était abaissé à trente-six ans et celui des décédés à quarante-cinq ans.

On voit donc que les professions manuelles ne déterminent, pas seulement sur des cœurs malades, des simples effets mécaniques; certaines professions, dans lesquelles se joignent à l'effort des dangers d'intoxication sont par ces derniers capables de provoquer des altérations sérieuses sur des cœurs préalablement atteints. François Franck, au cours de ses recherches expérimentales sur la rupture des valvules aortiques, a montré que l'état du cœur expliquait le plus souvent la mort parfois très rapide qui survient en dehors de tout accident opératoire. En effet, chez des animaux âgés ou malades du fait d'une intoxication saturnine ou phosphorée, le myocarde insuffisamment énergique se laisse passivement distendre et il se produit une surdilatation paralytique du cœur qui explique les accidents.

L'expérience nous a encore appris que les intoxications par les poisons de toute nature et les toxines microbiennes faisaient surtout sentir leurs effets et se localisaient sur des vaisseaux ou sur un endocarde préalablement altéré. Aussi se trouvera-t-on bien de conseiller aux jeunes sujets porteurs d'une lésion cardiaque d'éviter les professions dans lesquelles on manie des substances toxiques, le plomb, le phosphore, l'arsenic, etc.

Il est aussi une intoxication dont nous ne voyons que trop souvent les effets; c'est l'intoxication alcoolique : celle-ci agit de toutes les manières sur le cœur : à elle seule, elle peut provoquer des myocardites plus fréquentes que l'on ne croit; mais à plus forte raison sur des cœurs malades agit-elle d'une façon déplorable. Elle frappe aussi le foie, dont la force de résistance est si diminuée par l'effet de la stase sanguine habituelle chez les cardiaques; elle peut encore altérer le rein, l'estomac, etc. Nous voyons donc avec quel soin il faut préserver le cardiaque du contact de l'alcool. Nous n'avons pas à nous occuper ici des prescriptions alimentaires à faire à ce sujet : mais toutes les fois que la question se posera pour le choix d'une profession, il faudra éviter à tout prix que le malade ait trop affaire avec un poison qui lui est si funeste. Par là les métiers de garçon marchand de vins, de dégustateurs, de tonnelier, garçon distillateur, etc., devront lui être interdits.

Il est encore un autre genre d'accidents qui peuvent être, sinon causés, du moins aggravés par le fait de certaines professions : nous voulons parler du travail à l'air confiné et dans les endroits contenant beaucoup de poussière. Certains malades, ceux notamment qui sont atteints de lésions mitrales, souffrent d'une dyspnée qui s'exagère dans l'effort, mais qui peut apparaître dans certaines conditions, au repos même, lorsque l'aération de l'endroit où ils se trouvent se fait dans des conditions imparfaites. D'autre part la gêne habituelle de la circulation pulmonaire ne fait que faciliter chez eux l'absorption des corps étrangers et des poussières qui existent dans l'atmosphère. Aussi devra-t-on leur interdire le travail dans des endroits confinés, ou bien les professions comme celles de potier, de nacrier, de charbonnier et autres, qui les feraient vivre constamment dans une atmosphère chargée de poussière.

Enfin il est bon de noter aussi que certaines professions peuvent déterminer chez des sujets atteints d'une affection cardiaque des accidents nerveux dont le cœur subit plus facilement les effets.

Comme l'a fait remarquer le professeur Potain, à lésions égales tous les malades ne sont pas égaux devant les palpitations ; et lorsque celles-ci sont intenses, même avec une lésion cardiaque bien constituée, il faut derrière celle-ci dépister la cause qui leur a donné naissance. On la trouvera souvent alors dans un état d'anémie plus ou moins profonde du sujet pouvant résulter, elle aussi, soit du travail dans un endroit confiné, soit d'une alimentation défectueuse : mais certains travaux peuvent également les provoquer; chez des femmes notamment les veillées tardives peuvent fatiguer l'innervation cardiaque et expliquer les palpitations. Nous les avons vues également fréquentes chez des jeunes filles travaillant longtemps à la machine, ayant contracté de ce fait certainement une paresse des voies digestives capable d'expliquer pour une part les accidents, mais aussi un ébranlement nerveux déterminant une surexcitation cérébrale manifeste. Nous avons constaté aussi des effets analogues chez des employés de télégraphe et tout spécialement chez des téléphonistes, que la trépidation incessante impressionnait d'une façon fâcheuse et chez lesquels, à la faveur d'une lésion cardiaque, des palpitations avec angoisses précordiales s'étaient manifestées.

Comme nous venons de le voir, un grand nombre de professions manuelles exposent les malades à un véritable surmenage dont les effets sur un cœur déjà malade peuvent être des plus préjudiciables. En est-il de même du travail sédentaire, travail de bureau ou travail intellectuel, qui, surtout dans les familles aisées, peut offrir ses ressources aux jeunes sujets?

Certains auteurs ont comparé l'effort intellectuel et l'effort physique au point de vue de leur influence sur la circulation et sur le cœur. Cette influence est un peu comparable, mais elle est toujours cependant bien plus effective dans le travail physique. Gley, étudiant l'influence du travail intellectuel sur la tension artérielle et sur le cœur, a noté une augmentation des battements cardiaques en rapport avec l'intensité de l'attention. En même temps les artères carotides se dilatent et leurs pulsations prennent une amplitude exagérée. A cette amplitude correspond, comme à l'ordinaire, une diminution de la tension intravasculaire. Le phénomène est à peu près analogue à celui qui se passe dans les muscles en état de contraction : mais ici l'organe qui travaille, c'est le cerveau et pendant la période même du travail l'organe est parcouru par une quantité de sang plus considérable. Pendant que ces phénomènes se passent du côté des gros vaisseaux du cou, l'artère radiale présente des phénomènes inverses, l'amplitude du pouls diminue et la tension vasculaire augmente. Comme le fait remarquer Gley, ces modifications ne sont certainement pas en rapport avec un changement dans la pression intra-cardiaque : car s'il en était ainsi, ces modifications devraient être généralisées à tout l'arbre vasculaire. Aussi s'agit-il certainement de phénomènes périphériques ayant leur explication dans des troubles passagers ou durables du système vaso-moteur. MM. Binet et Vaschilde, se servant du sphygmomanomètre de Mosso, ont noté que les excitations sensorielles fortes, fatigantes ou énervantes, produisent en moyenne une augmentation de la pression de 10 à 15 millimètres. Le travail extrêmement intense (calcul mental) provoque une augmentation un peu plus élevée de 26 millimètres environ. Une conversation animée, sans doute à cause de ce qu'elle comporte de mouvement, élève la tension de 25 millimètres. Somme toute le calcul mental, le travail physique, les émotions, sont à leur manière des excitants du système circulatoire. En outre le sphygmomanomètre permet de classer ces différents processus, l'effet le plus intense étant produit par le travail physique, le moins intense par le travail intellectuel, les émotions spontanées tenant le milieu.

Les auteurs ont noté aussi que sous l'influence du travail intellectuel le cœur subissait une certaine accélération. Ainsi chez un sujet qui, à l'état normal, présentait 72 pulsations avec une pression artérielle de 104 millimètres, les excitations psychiques élevaient le pouls à 81 et la pression à 114 millimètres; le travail physique élevait le pouls à 85 et la pression à 120. Enfin les modifications dont nous venons de parler sont d'ordinaire un peu plus durables que celles du travail physique.

Tout compte fait, le travail intellectuel ne détermine pas sur la pression artérielle et sur le cœur ces changements rapides et considérables qui sont l'apanage du phénomène de l'effort ou, tout au moins, ces modifications sont bien moins appréciables. Aussi le travail sédentaire, à l'abri des émotions morales vives, a-t-il été de tout temps recommandé aux sujets atteints d'affection cardiaque.

Mais le travail sédentaire s'accompagne à son tour d'un certain nombre d'autres inconvénients dont les effets peuvent être préjudiciables aux malades. La sédentarité trop absolue détermine souvent un ralentissement dans les fonctions digestives, une tendance à la constipation, si nuisible aux cardiaques. Insistons aussi sur les conditions défavorables de l'existence dans une atmosphère confinée, avec restriction progressive des fonctions de l'hématose. Il est clair qu'il faudra savoir peser les avantages et les inconvénients de ce genre d'existence : mais, étant donné qu'un exercice approprié fait en dehors du bureau peut toujours combattre les effets de la sédentarité, nous estimons que les professions basées sur un travail intellectuel ou un travail de bureau sont préférables pour les cardiaques aux professions exclusivement manuelles.

Si l'on veut résumer maintenant les indications pratiques que l'on peut retirer de cette longue discussion sur le choix d'une profession chez les cardiaques, nous dirons que, quand il s'agit d'un enfant peu fortuné et pour lequel le travail sédentaire n'est guère permis, le principe qui doit régler la préférence à donner à telle ou telle profession sera fondé sur les considérations suivantes :

1° Éviter les effets violents prolongés ou répétés qui peuvent dilater le cœur transitoirement ou le forcer pour toujours. Ainsi les professions de journalier, déménageur, charpentier, carrier, etc., devront être déconseillées ;

2° Éviter le travail dans des endroits confinés où l'amplitude respiratoire tend à diminuer et l'hématose à se restreindre ou se vicier. C'est ainsi que les professions de mineur, de charbonnier, de boulanger, de chauffeur, etc., seront nuisibles aux malades qui nous occupent.

3° Enfin, et en dernier lieu, éviter les métiers où l'on manie des substances toxiques, dont l'action nuisible sur le cœur ou les vaisseaux serait particulièrement favorisée par l'existence d'une lésion antérieure. Ainsi les professions dans lesquelles on manie le plomb, le phosphore, l'arsenic, surtout celles où l'on est en contact avec les vapeurs de l'alcool seront considérées comme dangereuses pour les sujets qui nous occupent.

Il reste enfin certaines considérations spéciales, propres à éviter l'apparition inopinée de complications fréquentes, au cours de la plupart des affections cardiaques, mais surtout des aortiques. On sait que ces lésions, les dernières surtout, prédisposent tout spécialement à des accidents vertigineux dont la gravité est connue depuis longtemps. Aussi faudra-t-il éviter aux malades tout travail capable d'augmenter ou de faire naître de pareils accidents. On déconseillera donc les métiers de maçon, de couvreur, de fumiste, etc.

Que reste-t-il donc? Le travail de bureau, pourvu qu'il soit corrigé par des pratiques d'hygiène que l'on aura soin de prescrire aux malades; le travail dans des ateliers, lorsque ceux-ci seront suffisamment aérés et peu encombrés de poussière (ébéniste, menuisier, bijoutier, commis de nouveautés, etc.), ou bien les métiers en plein air (jardinier, cultivateur, cocher, etc.).

Pour les jeunes sujets, apprentis dans des manufactures ou des ateliers et atteints de maladies cardiaques il sera plus nécessaire encore que pour tous autres de surveiller l'application de la loi du 2 novembre 1892 et du décret du 13 mai 1893 relatifs au travail des jeunes garçons et des ouvrières. On sait que la loi fait défense d'employer les enfants dans les établissements insalubres ou dangereux; fixe à treize ans révolus l'âge d'admission des enfants dans les usines, les chantiers et les mines et interdit les travaux souterrains aux femmes et aux filles. Le décret complémentaire du 13 mai 1893 fixe le chiffre maximum du poids que peuvent porter les garçons à 10 kilos pour les enfants au-dessous de quatorze ans, et à 15 kilos pour ceux de quatorze à dix-huit ans. Les ouvrières ne peuvent porter des poids de plus de 5 kilos si elles ont moins de seize ans ni de plus de 10 lorsqu'elles sont âgées de seize à dix-huit ans. On comprend que ces prescriptions raisonnables concernent un maximum qui ne doit jamais être dépassé chez les sujets sains et à plus forte raison chez ceux atteints d'affection cardiaque.

Quand on aura affaire à des enfants d'une famille aisée pour lesquels le choix n'est pas renfermé dans des limites aussi étroites, les carrières libérales peuvent être une ressource extrêmement précieuse. Le droit, bien que la profession d'avocat présente certains inconvénients au point de vue de l'essoufflement que de longs discours peuvent provoquer, la médecine, l'enseignement sont des carrières que l'on peut recommander, au grand bénéfice du malade.

Les carrières administratives peuvent être également suivies avec les restrictions que nous avons faites à leur sujet.

Enfin, et en dernier lieu, le commerce, l'industrie présentent des professions que les cardiaques peuvent parfaitement entreprendre. Mais il faudra leur recommander d'éviter les voyages répétés, trop rapides ou accomplis dans des conditions hygiéniques défectueuses.

Ces diverses prescriptions ont trait aux avis qu'il faut formuler au jeune sujet, ou plutôt à sa famille, lorsque la question du choix de la carrière se pose pour lui : mais lorsqu'il s'agit d'adultes, on est parfois fort embarrassé de savoir comment et dans quelle mesure la restriction du travail manuel ou intellectuel doit être imposée. A ce sujet rien ne peut être fixé à l'avance, la solution dépend à la fois de considérations cliniques et de conditions sociales dont il importe au médecin d'estimer la valeur au mieux des intérêts de son malade.

Service militaire.

Causes des cardiopathies liées au service militaire. Nature des troubles cardiaques observés. Palpitations. Hypertrophie du cœur. Dilatation du cœur. Influence des tares antérieures. Evolution des troubles cardiaques chez les jeunes soldats. Conduite à tenir.

Le service militaire est parfois, pour des raisons très diverses, une cause d'affections cardiaques, soit que ces affections reconnaissent comme origine le rhumatisme articulaire, si fréquent dans l'armée, soit qu'elles se rattachent à des exercices violents ou à un traumatisme accidentel.

D'autre part il n'est pas indifférent de soustraire au service militaire des jeunes gens atteints de lésions organiques du cœur, alors que leur existence se trouverait sérieusement menacée par les fatigues du régiment et que leur présence au corps constituerait un *impedimentum* plutôt qu'un élément utilisable. On voit le rôle que joue l'hygiène dans la solution de ces diverses questions.

Nous avons dit qu'il y avait trois grandes causes de développement des affections du cœur pendant le service; le rhumatisme articulaire, le traumatisme, les marches forcées.

Le *rhumatisme articulaire aigu* chez les jeunes soldats est fréquemment observé. Les raisons en sont nombreuses : le refroidissement du corps, sous l'influence d'une pluie, ou bien le repos sur la terre humide au cours des exercices ou des manœuvres, sont les conditions habituelles qui, ajoutées à la fatigue articulaire, favorisent le développement de la maladie. Kelsch, en effet, a montré le rôle joué dans l'étiologie du rhumatisme par le surmenage des articulations. La courbe du rhumatisme pendant la guerre de 1870 atteint son maximum pendant la période des opérations actives, pour diminuer en plein hiver après la signature de l'armistice. Dans les corps d'armée de Manteuffel et de Werder le nombre des rhumatisants s'éleva pendant les marches faites pour arrêter Bourbaki. L'accroissement de l'entraînement dans les armées modernes, française et allemande, explique peut-être suivant Laveran l'accroissement du nombre des rhumatisants depuis vingt ans.

Les *traumatismes divers* peuvent aussi être la cause de lésions cardiaques dans le cours de la vie militaire. Nous avons vu à l'hôpital militaire du Gros-Caillou un jeune cavalier qui, étant tombé à plat ventre les bras écartés, dans un exercice de voltige, fut atteint d'insuffisance aortique par rupture valvulaire. Mais il faut savoir que, même en dehors des chocs directs, les efforts violents et brusques peuvent provoquer l'apparition de lésions cardiaques par rupture soit des valvules aortiques, soit des valves de la mitrale; Corvisart, Föerster, Potain en ont rapporté des exemples. Ces accidents sont surtout fréquents chez les artilleurs, et plus encore, comme le fait remarquer Coustan, dans le train des équipages. Là, les obligations sont les mêmes que pour les troupes à cheval, mais les travaux exigent plus d'efforts (chargement des mulets, des voitures) et le recrutement des hommes est imparfait.

Les conditions qui prédisposent au rhumatisme ou bien qui exposent à un traumatisme accidentel sont donc difficiles à écarter complètement dans l'armée; il n'en est pas de même de celles qui résultent du *surmenage*, des *fatigues exagérées* et des *marches forcées* dont la conséquence est trop souvent l'apparition de troubles cardiaques qui, d'abord transitoires, peuvent devenir permanents et laisser une gêne persistante de l'organe.

Les troubles cardiaques produits par la fatigue et le surmenage consistent en palpitation, hypertrophie et dilatation, cette dernière constituant pour la plus grande part les diverses modalités du *cœur forcé*.

Les palpitations ne sont pas rares chez les jeunes soldats, notamment chez les recrues. Sous des formes différentes, arythmie, intermittences, sensation de pesanteur à la région précordiale, elles surviennent surtout après les premières fatigues de l'entraînement ou au début des campagnes. Tout d'abord elles constituent à elles seules toute la maladie, mais souvent aussi, comme Albutt l'a remarqué, elles précèdent de peu l'apparition des signes objectifs, tels que dilatation du cœur, abaissement et déviation de la pointe, etc. ; cependant, en y regardant de plus près, on voit que les conditions qui les font naître sont assez spéciales et peuvent être souvent écartées par une hygiène appropriée.

On avait tout d'abord pensé que la répartition imparfaite de la charge sur les épaules pouvait, en gênant le libre jeu de la respiration et en s'opposant à l'ampliation du thorax, favoriser l'apparition des palpitations. Une commission officielle constituée il y a quelques années en Angleterre attribua les palpitations au port du sac au niveau de la région dorsale et fit distribuer la charge autour de la ceinture. Mais les palpitations continuent encore à être très fréquentes en Angleterre.

Les jeunes soldats ne sont pas tous indistinctement prédisposés aux palpitations et aux troubles cardiaques. Galtiot a remarqué que, dans la marine, c'étaient les soldats de l'infanterie bien plus que les matelots qui en étaient atteints. Ces derniers sont recrutés souvent parmi les marins et les pêcheurs, en tout cas dans des populations habituées aux marches et aux fatigues, vivant en plein air et douées d'une susceptibilité médiocre. Les soldats de l'infanterie de marine viennent habituellement des villes, où souvent ils ont été mal nourris dans leur enfance, vivant dans des logements peu salubres, occupés à des travaux sédentaires.

Parmi eux ce sont surtout ceux dont le faciès est pâle, le developpement musculaire peu marqué, qui, en un mot ont conservé les caractères de l'infantilisme, qui seront sujets aux palpitations. C'est au moment de passer de l'école du soldat à l'école de peloton ou de compagnie qu'ils seront sujets aux battements de cœur, à l'essoufflement dans la marche; ces accidents s'atténuent pendant les pauses et disparaissent entièrement par le sommeil.

Mais il y a plus : les palpitations, au lieu de rester individuelles, présentent parfois un véritable caractère épidémique et atteignent tout un bataillon, un régiment même. Cela dépend d'une éducation militaire mauvaise, mais on ne peut nier non plus l'influence de la suggestion inconsciente ou de la contagion exercée de proche en proche, dont le rôle est si manifeste dans les divers accidents du nervosisme et notamment dans les palpitations. Wolfryes a vu que, pendant la guerre du Cap, les palpitations étaient communes chez les jeunes soldats surmenés. Le 29e régiment, qui fut relevé du service actif du

Zululand et partit pour les Bermudes, emporta avec lui cette tendance aux palpitations.

En dehors de ces conditions générales qui favorisent l'apparition des palpitations, il en est d'autres, très diverses, qui jouent de même un rôle parfois très prédominant. Les intoxications diverses, par l'alcool, le tabac, contre lesquelles le jeune soldat ne se défend que trop peu, ne sont pas sans diminuer la résistance du sujet. Neale, qui s'est livré à des recherches minutieuses sur l'étiologie des palpitations chez les recrues, a trouvé comme conditions favorisantes, dans près de 150 cas.

Les fièvres paludéennes..................	26 fois.
L'intempérance....................	32 —
L'influence climatérique............	31 —
Le surmenage dans la marche......	18 —
L'épuisement général...............	18 —
L'abus du tabac....................	15 —

Le plus souvent les palpitations s'atténuent avec les progrès de l'entraînement, parfois elles s'exagèrent, préludant aux accidents du cœur forcé tels que nous les étudierons tout à l'heure, mais toujours, pour un temps plus ou moins long, elles font du soldat une gêne pour la compagnie, un traînard qu'il faut surveiller et qui alourdit la marche. Il est juste de dire que l'observation stricte des lois d'hygiène, l'encouragement prodigué à ces hommes, l'absence de toute brutalité à leur égard, leur fait le plus souvent regagner le rang et participer de plus en plus vaillamment aux fatigues de leurs camarades. C'est ce que nous verrons tout à l'heure en étudiant les moyens propres à restreindre les accidents qui résultent du cœur forcé.

L'hypertrophie cardiaque est habituellement signalée comme une des conséquences possibles de l'entraînement militaire intempestif. A son sujet nous n'aurions qu'à répéter ici ce que nous avons dit précédemment de la soi-disant hypertrophie cardiaque de croissance. Les exercices immodérés, les fatigues, le surmenage développent la dilatation cardiaque et peuvent de cette façon hypertrophier secondairement la paroi des ventricules; mais cette altération du myocarde n'est jamais qu'au second plan et ne donne pas lieu à des accidents capables d'être comparés à ceux de la dilatation aiguë ou chronique du cœur. Ce qui le prouve, c'est que la description qu'en ont rapportée les différents auteurs a bien plus trait aux accidents du cœur forcé qu'à ceux de l'hypertrophie véritable, isolée ou idiopathique. Cette oppression dans la marche, cette congestion céphalique habituelle, cette augmentation insolite des pulsations avec petitesse du pouls, accompagnée d'augmentation de volume du cœur avec déviation de sa pointe sont le fait de la dilatation des cavités, bien plus que d'une hypertrophie essentielle. Ce qui le prouve c'est que, dans les cas très rares où cette hypertrophie peut être invoquée avec quelque apparence de raison, aucun de ces phénomènes subjectifs ou objectifs ne se manifeste.

Dans l'étude que nous avons faite avec notre maître, le professeur Potain, de la soi-disant hypertrophie cardiaque de croissance, nous avons montré dans quelles conditions celle-ci pouvait se réaliser. Parmi les nombreux soldats que nous avons examinés, trois fois seulement une hypertrophie véritable du cœur nous a paru reconnaître comme cause essentielle les exercices musculaires. Un de ces soldats, chez lequel nous avons trouvé 127 centimètres carrés de matité précordiale, était moniteur de gymnastique au fort de Nogent depuis deux ans; sa musculature était développée à un degré excessif, presque tous ses muscles faisaient un relief égal à celui que l'on voit sur l'Hercule Farnèse. Un autre soldat, également moniteur à l'école de la Faisanderie, avait une matité précordiale de 127 centimètres carrés. Il n'est pas douteux que les exercices auxquels étaient soumis ces sujets rendaient suffisamment compte du volume de leur cœur. Cette explication nous a semblé d'autant plus plausible que nous en avons constaté la valeur dans une série d'examens faits à l'école de la Faisanderie et au fort de Nogent. Nous n'en exposerons que les résultats, car ils nous paraissent bien mettre en relief l'influence des exercices musculaires sur le volume du cœur.

Trois séries d'individus ont été observées par nous et comparées entre elles : la première comprenait des soldats du fort de Nogent ne se livrant à la gymnastique que d'une façon modérée; la deuxième se composait d'élèves de l'école de la Faisanderie; la troisième de moniteurs de cette école, où, comme l'on sait, se recrutent les moniteurs des régiments. Les moyennes ont été respectivement de : 91 centimètres carrés pour la première série, 98 centimètres carrés pour la deuxième série, 101 centimètres carrés pour la troisième série; ce qui veut dire que le volume du cœur était d'autant plus exagéré que les hommes étaient soumis depuis plus longtemps à un exercice plus considérable et plus répété. L'observation est plus concluante encore si l'on tient compte de la durée du service chez les différents sujets examinés; le volume du cœur croît proportionnellement à l'ancienneté de la pratique de la gymnastique.

Nous avons trouvé une nouvelle confirmation de ce que nous venons d'exposer dans ce fait qu'un des jeunes gens examinés par nous à l'école d'Alembert, et dont le volume du cœur était anormalement développé, se trouvait justement être le plus fort gymnaste de cette école, qui compte nombre de sujets d'élite pour les exercices du corps.

Dans tous ces cas, les sujets examinés ne se ressentaient nullement du volume exagéré de leur cœur. Aucun ne se plaignait de vertige, de congestion céphalique, le pouls était plein, calme et régulier. L'hypertrophie dans ces cas, comme nous avons pu nous en assurer, disparaît d'ailleurs progressivement lorsque le sujet abandonne la pratique des exercices de gymnastique. Elle ne nécessite aucune hygiène spéciale, aucun traitement systématique ni symptomatique.

Il n'en est pas de même des accidents liés à la dilatation cardiaque, trop fréquents parmi les jeunes soldats et que la plupart des auteurs ont signalés et longuement étudiés.

Les conditions qui favorisent l'éclosion de ces accidents sont en partie communes à tous les militaires, ou bien spéciales à certains d'entre eux.

En campagne, et surtout au début, tout s'unit pour rendre plus facile le surmenage cardiaque; ce sont les marches précipitées et prolongées, la fatigue d'une charge plus lourde, l'alimentation souvent défectueuse, la brièveté du repos, etc. Da Costa a très soigneusement étudié les effets de ces causes multiples sur la dilatation cardiaque, pendant la guerre de Sécession; Peacock avait noté des accidents en tous points semblables chez les mineurs de Cornouaille.

En temps de paix les recrues sont encore exposées aux accidents du cœur forcé. Comme le dit Coustan, l'hypertrophie ou plutôt la dilatation commence au champ de manœuvre. La poitrine anormalement distendue amène une respiration courte, en excitant l'action du ventricule droit et en causant une irrégularité du mouvement rythmique au cœur. A l'allure du pas redoublé la dyspnée survient par dilatation des cavités droites. Suivant Davy les instructeurs obligent les recrues à tenir en permanence la poitrine gonflée en inspiration. Le soldat finit par conserver l'attitude qui lui est imposée, la tête renversée en arrière, le thorax saillant et bombé; de là résulte la stase du sang veineux dans le poumon, l'emphysème, la distension du cœur droit. Ces conditions sont peut-être efficaces, mais, comme le fait remarquer le médecin-inspecteur Vallin, moins que ne le pense Davy. Les travaux si intéressants de Marey et Demeny sur les variations du travail mécanique aux différentes allures montrent qu'il y a pour chaque allure certaines cadences particulièrement favorables; ce sont celles où la vitesse croît plus que la dépense de travail. Il ne faut pas que la dépense de travail se fasse en un temps trop court, sans quoi la réparation des forces musculaires n'arriverait pas à compenser la fatigue.

On peut impunément soutenir une longue marche au bout de laquelle on aura dépensé un grand travail, tandis qu'une course rapide épuiserait en peu de temps la force musculaire avec une dépense totale de travail beaucoup moindre. Nous verrons à quelles considérations hygiéniques nous conduisent ces conclusions du savant physiologiste.

En dehors des conditions générales que nous venons d'énumérer, il est encore ici des causes adjuvantes spéciales à chaque sujet qui favorisent la dilatation du cœur avec toutes ses conséquences. L'état de débilité antérieure du sujet, les intoxications par le tabac, l'alcool, les excès vénériens, déprimant ou excitant la contraction cardiaque, créeront pour ainsi dire des prédispositions toutes spéciales au surmenage cardiaque. Mais faut-il en plus et nécessairement une tare cardiaque antérieure, comme le veut Duponchel? C'est une question importante pour les considérations hygiéniques qui en découlent et que nous allons essayer de discuter après cet auteur. Cette question a une grave importance, car elle touche très directement à celle de l'acceptation et de la réforme des sujets suspects d'affections cardiaques.

Dans l'exposé que nous venons de faire des divers accidents développés par les conditions nouvelles de la vie militaire, surmenage, traumatismes, excès de tous genres, etc., nous avons laissé de côté ceux qui peuvent survenir chez des individus atteints de cardiopathies valvulaires. Il est bien entendu, en effet, que les affections chroniques du cœur, insuffisance ou rétrécissement d'orifices, doivent être éliminées de cette étude, car elles ont entraîné la réforme du sujet qui en est porteur; ce n'est que par erreur qu'il a pu être incorporé, et la plupart du temps cette erreur ne peut pas manquer d'être reconnue. Mais en dehors de ces cas, d'un diagnostic d'ordinaire facile, en existe-t-il d'autres où un examen plus approfondi du cœur aurait permis de reconnaître une tare ou une prédisposition organique pouvant expliquer l'apparition des divers accidents?

M. Duponchel a répondu à cette question d'une manière à notre avis trop affirmative. Cet auteur est bien forcé d'admettre, d'après les observations de Peacock, de Da Costa, etc., qu'il est arrivé fréquemment de trouver à l'autopsie des cœurs dilatés et hypertrophiés, sans lésions valvulaires, chez des sujets morts avec les signes de l'asystolie aiguë. Mais, pour lui, plusieurs questions doivent se poser à l'examen de ces cas. Quel était exactement l'état du cœur avant l'apparition des accidents? aucune cause morbide, en dehors de la fatigue, n'a-t-elle pu atteindre les soldats? quelle est enfin la nature des lésions constatées histologiquement dans le myocarde? M. Duponchel estime que l'insuffisance habituelle des renseignements laisse ces questions sans réponse, et par là même permet au doute de planer sur l'intégrité préalable du cœur chez les sujets aussi atteints. Si la fatigue seule, dit-il, suffisait pour provoquer les accidents, le surmenage du cœur devrait être bien plus fréquent qu'il ne l'est en réalité. Ce même auteur, examinant très minutieusement les jeunes soldats avant leur incorporation, et notant d'une façon précise les troubles divers et très légers présentés par le système circulatoire, est arrivé aux constatations suivantes :

En 1883, sur 263 incorporés, 8 sujets avaient présenté des troubles très légers du côté du cœur et insuffisants en tous cas pour entraîner la réforme. Ces troubles et signes consistaient en palpitation, souffles divers, déviation de la pointe, etc. Sur ces 8 sujets, 3 furent réformés dans les 18 premiers mois de leur service, un quatrième succomba. En 1884, sur 120 hommes incorporés, 13 avaient présenté des accidents analogues; 3 furent réformés au bout d'un an.

Dans tous ces cas, où le point de départ est, d'après l'opinion de M. Duponchel, ailleurs que dans une lésion valvulaire du cœur, probablement dans une hypertrophie, une infiltration granulo-graisseuse ou une dégénérescence graisseuse, on voit bien, avant l'apparition des œdèmes et des phénomènes d'asystolie, se développer des troubles caractérisés par des palpitations, l'essoufflement facile, l'oppression, les douleurs précordiales, avant-coureurs de l'asystolie.

M. Duponchel dit en résumé que le cœur forcé n'est pas une entité morbide résultant directement de la fatigue. C'est une phase symptomatique spéciale qui se rencontre dans les maladies du cœur les plus diverses. Suivant lui la revision laisse toujours passer dans l'armée un certain nombre de soldats atteints de troubles cardiaques légers qui se développent sous l'influence de l'entraînement excessif des premiers mois. En campagne les affections cardiaques préexistantes et celles qui apparaissent pour la première fois se développent avec une facilité plus grande en raison des mauvaises conditions hygiéniques et du surcroît de fatigue.

M. Laveran est d'un avis à peu près analogue; pour lui on accepte chaque année au conseil de revision des jeunes gens porteurs d'affections latentes du cœur. Celles-ci, au repos ou dans des exercices modérés, ne donnent lieu à aucune gêne, mais la fatigue les met en évidence. Les sujets qui en sont porteurs ne tardent pas à se plaindre, de palpitations et, à l'examen du cœur, on constate soit de l'hypertrophie, soit un bruit de souffle ou bien quelques irrégularités dans les pulsations du cœur qui s'accélèrent au moindre effort; au moment d'une mobilisation, les examens médicaux sont encore plus incomplets, et on peut affirmer que bon nombre d'hommes atteints d'affections cardiaques partent sans se douter même qu'ils sont malades. Si au bout de quelque temps on constate chez ces hommes l'existence d'affections cardiaques, on n'est pas entraîné à dire que ces affections sont la conséquence directe des fatigues de la campagne. Pour cet auteur, enfin, la conclusion à tirer de ces recherches est qu'il faut éliminer rapidement de l'armée tous les jeunes soldats qui présentent des signes d'une affection organique du cœur ou même seulement des troubles fonctionnels persistants (arythmie, palpitations).

La conclusion de M. Laveran nous paraît tout à fait raisonnable et nous l'opposerons à celle de M. Duponchel. S'il est permis de supposer qu'il y a certains sujets plus disposés que d'autres à présenter les phénomènes liés au cœur forcé, il n'est pas juste de dire que cette prédisposition résulte toujours d'une altération préalable du cœur, caractérisée par une lésion anatomique constituée (dégénérescence graisseuse ou granulo-graisseuse). Si de pareilles lésions ont pu être constatées à l'autopsie d'individus morts avec les symptômes du cœur forcé, il ne s'en suit pas que ces lésions fussent antérieures aux accidents, car la dilatation cardiaque aiguë avec asystolie est par elle-même capable de les provoquer.

D'autre part il n'est pas rare, bien au contraire, de voir des sujets, qui ont à un certain moment présenté les symptômes du cœur forcé, se remettre complètement au point de ne plus jamais ressentir de pareils effets, même dans des fatigues ultérieures. C'est, pour un certain nombre de jeunes soldats, un accident purement transitoire et qui peut disparaître complètement par l'effet d'un entraînement prudent et méthodique.

Nous laissons maintenant de côté le cas de jeunes sujets atteints de lésions constituées, dont l'incorporation n'a pu se faire que par erreur, et celui de soldats atteints des phénomènes graves du cœur forcé, pour n'avoir en vue que les troubles cardiaques habituels aux sujets palpitants ou surmenés, dont nous allons étudier l'évolution. D'ordinaire les faits se présentent de la façon suivante : le sujet, incorporé provisoirement ou non, ne manque pas, dès les premiers exercices, de ressentir les effets de sa miopragie cardiaque. Il est pris de battements précordiaux, précipités et pénibles, avec essoufflement, point de côté, puis surviennent des phénomènes de vertige, suivis ou non de perte de connaissance. Il est alors conduit à l'infirmerie, où il se repose pendant quelques heures ou quelques jours; il reprend bientôt son service régimentaire; on lui épargne les marches forcées ou précipitées et on prolonge pour lui les pauses habituelles. Souvent il est déchargé de son sac. Il arrive très fréquemment qu'après quelques semaines de ce régime, si les prescriptions médicales ont été soigneusement faites et intelligemment observées, le sujet peut reprendre progressivement son service et rentrer dans le rang pour n'en plus sortir.

Dans d'autres cas les accidents persistent, parfois il se produit un trouble véritable, définitif, de l'innervation cardiaque ; d'autres fois, ces accidents sont surtout subjectifs, car le sujet a intérêt à les faire durer dans l'espoir d'une réforme. Le danger résulte justement de cette double alternative. Dans le but de dépister des supercheries, il peut se faire que l'on soit induit en erreur et conduit à méconnaître des accidents véritables qui peuvent s'aggraver et provoquer même des complications irrémédiables. C'est alors qu'il faudrait une surveillance plus minutieuse et surtout plus attentive que celle qui est habituellement exercée. Prescrire au soldat quelques jours de repos, ou même lui accorder un congé ne sert le plus souvent à rien, si l'on ne s'est pas enquis d'une façon précise, avant et après le repos, avant et après l'exercice, de la manière dont le cœur supporte la fatigue.

Chez les sujets ainsi atteints et mis en surveillance, il faudrait : 1° noter avec soin les symptômes subjectifs, sauf à n'en tenir qu'un compte relatif, 2° prendre exactement le nombre des pulsations avant et après l'exercice, voir jusqu'où peut aller la tachycardie et comment se manifestent les intermittences et l'arythmie; 3° enfin et surtout passer en revue tous les signes capables de renseigner sur la dilatation cardiaque, son degré et ses variations. La notion de l'endroit exact où bat la pointe, son report vers la ligne axillaire, la percussion contrôlée ou non par la phonendoscopie, ou observée par la radioscopie si le sujet est à l'hôpital, donneront des renseignements dont la nécessité est évidente. Une pareille observation fournirait un point de départ indispensable pour un examen ultérieur. Celui-ci devrait être fait, tout d'abord, après l'exercice, lorsque le sujet paraît en crise d'insuffisance cardiaque, et ensuite le lendemain, au repos, alors que toute trace de fatigue doit avoir disparu. De la comparaison des résultats obtenus il résulterait une ligne de conduite permettant d'éviter toute méprise.

Si les accidents se calment rapidement après l'exercice, sans provoquer d'arythmie ou de dilatation cardiaque, et ne s'accompagnent que d'une simple tachycardie transitoire, le sujet peut être maintenu au corps; il dépendra de l'intelligence des supérieurs d'en faire un soldat actif et capable à la longue de tous les efforts.

Si les accidents persistent pendant de longues heures après la fatigue, avec une tachycardie tenace, de l'arythmie, de l'oppression, de la dyspnée, et surtout avec les signes indéniables de dilatation cardiaque, il en faudra conclure que l'entraînement sera difficile et probablement impossible. Dans ces conditions plusieurs examens successifs s'imposeront, et si, après quelques jours, ils donnent des résultats identiques, il sera bien évident que la réforme deviendra nécessaire. Ces renseignements auront encore plus de valeur s'ils sont recueillis le matin, au repos, lorsqu'une nuit aura passé sur les fatigues de la veille sans en faire disparaître les effets. Ainsi l'arythmie persistant après le réveil avec la tachycardie, l'augmentation encore nette de la matité précordiale seront des signes indubitables d'une défectuosité cardiaque rendant impossible le service militaire. Cette constatation sera encore plus évidente si, aux signes précédents sont venus se joindre un souffle tricuspidien avec pouls veineux, de l'œdème des membres inférieurs avec ou sans albuminurie.

Mariage.

Cardiopathies en dehors de l'état puerpéral.

Cardiopathies et grossesse. — Nature des accidents observés (hypertrophie, dilatation, lésions valvulaires). — Evolution clinique des accidents gravidiques. — Moyen de remédier aux accidents. — Interdiction du mariage. — Conduite à tenir en présence des accidents gravidiques.

Mariage chez les jeunes gens.

La question du rapport des cardiopathies avec la vie sexuelle de l'homme et surtout de la femme est une des plus importantes que soulève l'hygiène des maladies du cœur.

L'action dont nous allons parler s'exerce déjà chez la jeune fille bien avant le mariage.

Elle se manifeste suivant les auteurs de façons diverses. Tout d'abord on sait que l'aménorrhée et la chlorose ont pu être mises sur le compte de certaines lésions valvulaires et notamment du rétrécissement mitral. Or, dans le plus grand nombre des cas, la cause première de ces maladies diverses est la même. Qu'il s'agisse d'hypoplasie artérielle généralisée, qu'il s'agisse de malformation véritable ou d'une déchéance héréditaire ou acquise du système cardio-vasculaire, la lésion cardiaque, les troubles de l'hématopoïèse, la chlorose même, puiseront leur origine à une cause univoque dont nous n'avons pas à nous occuper ici.

Par contre, il paraît certain que quelques lésions cardiaques, et notamment le rétrécissement mitral, déterminent des métrorragies plus ou moins abondantes. Gallard, Peter, Duroziez et surtout Dalché, dans ces derniers temps, ont insisté sur des faits de cet ordre. Au dire de ce dernier auteur « les métrorragies se produisent de préférence lorsque la lésion cardiaque, encore bien compensée, se manifeste seulement par de la gêne précordiale, des palpitations, de l'essoufflement à propos des efforts, des vertiges, de l'irrégularité des battements, propre aux mitraux compensés, un peu d'œdème malléolaire le soir, par des signes qui, traduisant un certain embarras des voies sanguines, n'impliquent pas l'idée d'une insuffisance tricuspidienne et d'un myocarde forcé. »

Les accidents sont des plus variables suivant les femmes, et il en est ici un peu comme de la grossesse, qui peut évoluer normalement chez certaines femmes atteintes de lésions cardiaques bien caractérisées, alors que chez d'autres elle déterminera des accidents de la dernière gravité.

Lorsque les troubles utérins apparaissent, ils se manifestent presque exclusivement sous la forme d'hémorragie, soit en rendant les règles plus abondantes et plus persistantes, soit en rapprochant les époques et en provoquant des pertes intercalaires. Pour certains auteurs (Peter) ces pertes utérines, comme les hémorroïdes et les épistaxis, joueraient un rôle plutôt favorable à l'égard de la circulation. Nigel Stark va même plus loin; pour lui, dans certains cas, l'hémorragie serait profitable en prévenant la congestion d'autres organes et l'utérus soulagerait la tension vasculaire en agissant comme une soupape de sûreté.

A l'autre extrémité de la vie sexuelle, au moment de la ménopause, et même après, les lésions cardiaques, aortiques ou mitrales, peuvent encore provoquer des pertes utérines par congestion plus ou moins persistante de la muqueuse (Dalché).

Ces considérations sont importantes au point de vue thérapeutique; elles pourront parfois nous expliquer pourquoi certaines interventions utérines, des curettages entre autres, n'auront qu'un effet momentanément suspensif sur des métrorragies.

Lorsque les hémorragies ont quelque tendance à se répéter, il n'y a qu'un traitement à leur opposer, et celui-ci relève plus de l'hygiène que de la thérapeutique : c'est le repos au lit. On le prescrira dès que se manifesteront les pesanteurs, les douleurs qui annoncent la venue des règles; comme moyen thérapeutique, Dalché conseille l'association de la digitale en dose faible à l'ergot de seigle et au sulfate de quinine.

La question de l'influence réciproque du cœur et de la grossesse a un intérêt plus grand encore. Elle soulève en effet un problème important : celui de savoir dans quelle mesure on pourra permettre le mariage aux jeunes filles atteintes d'affection cardiaque et d'instituer les prescriptions hygiéniques à recommander au cours de la grossesse et des suites de couches?

On pourrait tout d'abord se demander s'il n'est pas nécessaire d'imposer une hygiène spéciale à toute femme enceinte dans le but d'éviter des complications cardiaques possibles. N'a-t-on pas dit, en effet, que la grossesse pouvait par elle seule déterminer une véritable augmentation de volume du cœur et une hypertrophie? S'il devait en être ainsi, s'il s'agissait, comme on l'a dit, d'une hypertrophie physiologique, celle-ci devrait être respectée; mais, comme nous l'avons démontré ailleurs, l'hypertrophie gravidique du cœur n'est pas prouvée. Les arguments anatomo-pathologiques, physiologiques et cliniques, qui ont servi à étayer cette théorie, ne répondent pas à la véritable interprétation des faits. Ici encore on a confondu l'hypertrophie, phénomène progressif et durable, avec la dilatation, essentiellement transitoire au contraire. Cette dernière n'est pas rare et c'est à elle bien plus qu'à l'hypertrophie qu'il faut rattacher les phénomènes morbides observés.

Dans ces conditions, il sera indiqué, toutes les

fois que l'on constatera chez une femme enceinte des signes de dilatation cardiaque, de prescrire le repos au lit jusqu'à ce que les dimensions du cœur soient revenues à leur état normal et jusqu'à ce que le pouls ait repris son rythme normal : parfois on se trouvera bien d'ordonner l'alimentation lactée partielle ou exclusive, en ayant soin de surveiller la régularité des garde-robe. Il faut se souvenir aussi que les femmes qui ont présenté pendant leur grossesse de la dilatation cardiaque pourront ultérieurement et dans d'autres conditions être affectées de troubles analogues. Il y aura donc lieu de les surveiller, même après la grossesse, lorsqu'elles auront repris leur existence habituelle.

A côté de cette prétendue hypertrophie gravidique, qui n'est en tout cas qu'une dilatation transitoire et d'ailleurs exceptionnelle, la cause habituelle des cardiopathies liées à la grossesse relève d'une complication survenue dans le cours ou à la suite de celle-ci. Nous n'avons pas ici à faire l'hygiène de la femme pendant la gestation et l'accouchement, ceci relève du domaine de l'accoucheur, mais il faut savoir que toute amélioration apportée à cette hygiène diminue les chances de complications cardiaques, qu'il s'agisse d'hypertrophie liée à l'albuminurie, de lésion myocardique ou valvulaire développée au cours d'états infectieux, etc.

Que les cardiopathies préexistantes soient aggravées dans un grand nombre de cas par la grossesse, cela n'est malheureusement pas douteux. Les travaux de Duroziez, de Budin, de Porak, de Vinay, de Leyden, de Barié, de Peter, de Merklen et les nôtres ont établi dans quelle proportion et dans quelles conditions se faisaient ces aggravations. On sait que, assez rares au cours des lésions aortiques, les complications dont nous parlons sont beaucoup plus fréquentes avec les lésions mitrales. Bien que les statistiques à ce sujet ne puissent nous offrir de conclusions formelles il faut cependant admettre que la fréquence en est plus grande qu'on ne l'a cru généralement jusqu'à présent. Leyden, dans son travail récent, donne à ce sujet les chiffres suivants résultant des dernières statistiques :

	Nombre des cas.	Mort.	p. 100.
Macdonald	28 (20 lésions mitrales).	17	60
Wessner	77	38	37
Lublinski	7	4	71
Schlayer	25	10	40
Leyden	20 (16 lésions mitrales).	11	55

La prédominance des accidents pulmonaires a été très justement notée par Peter ; c'est elle, en effet, qui donne à l'asystolie de la grossesse son caractère si spécial. Dans l'immense majorité des cas, la femme cardiaque enceinte meurt par son poumon. Toutes les maladies du cœur peuvent se compliquer plus ou moins soudainement du fait de la grossesse, les affections aortiques aussi bien que les affections mitrales; pour les premières, cependant, l'aggravation n'est pas la règle et lorsque les accidents asystoliques surviennent, ils sont d'ordinaire prévus à l'avance. Leur évolution est plus rapide et plus grave du fait de la grossesse, mais leur tableau symptomatique n'offre rien de bien spécial ni d'inattendu.

Il en est tout autrement du rétrécissement mitral. Celui-ci est trop souvent, pour la grossesse, une véritable pierre d'achoppement; les avis des auteurs concordent sur ce point (Duroziez, Peter). Si le rétrécissement vient compliquer une insuffisance de la valvule mitrale, les accidents auront naturellement plus de chance d'apparaître, mais le rétrécissement pur suffit à lui seul pour les provoquer. Ici encore, il est inutile d'invoquer des statistiques qui ne peuvent rien prouver, car elles supposent connu le rapport numérique des diverses affections cardiaques entre elles; elles impliquent également des diagnostics toujours exacts.

L'évolution rapide des accidents cardiaques par crises asystoliques répétées et toujours soudaines, l'asphyxie survenant par poussées, la gêne pulmonaire toujours au maximum, l'affolement si spécial du cœur, enfin la mort trop fréquente, parfois subite, tout cela constitue un tableau clinique vraiment propre à la grossesse, et qui, déjà, ne ressemble plus à celui de l'asystolie chronique ou de la cachexie cardiaque. L'affection organique du cœur brûle, pour ainsi dire, les étapes de l'asystolie, en arrivant à la mort dans le court espace de temps de la grossesse ou des suites de couches; et cela, souvent sans atteindre directement le cœur, dont le volume et l'aspect sur la table d'autopsie sont à peine modifiés, alors que la lésion valvulaire et la confluence des lésions pulmonaires attirent seuls l'attention.

Mais il est encore une variété d'accidents qui avaient été bien signalés par Duroziez, sur laquelle Leyden a également insisté et que nous avons tout spécialement étudiée : nous voulons parler de l'asystolie qui survient parfois inopinément quelques jours après l'accouchement. Tous les auteurs se sont en effet étonnés de voir des femmes délivrées, calmes en apparence, présenter, vers le quatrième ou le cinquième jour, des accidents rapidement menaçants et constituant le tableau de l'asystolie vulgaire. Il est rare, dans ces cas, que des accidents pulmonaires n'aient pas apparu dans le cours de la grossesse; il est rare surtout qu'il n'ait pas persisté une tachycardie marquée à la suite de l'accouchement. Parfois alors les troubles pulmonaires s'amendent ou cessent de s'aggraver, et l'on voit apparaître une congestion hépatique et rénale marquée en même temps que les membres inférieurs s'œdématient. La dilatation des cavités droites, avec insuffisance triscupidienne, accompagne cette asystolie et montre la ressemblance que présentent ces accidents avec ceux du cœur forcé. C'est dans de pareils cas qu'on peut voir survenir la mort subite, soit pendant l'accouchement, soit peu de temps après; et c'est aussi alors que l'on pourra constater les lésions si spéciales, que nous avons signalées, de cyanose cardiaque avec apoplexies myocardiques.

Si les cardiopathies sont dangereuses pour la femme enceinte, il semble qu'elles soient également trop souvent menaçantes pour le fœtus. Ici, dans la grande majorité des cas, ce sont les métrorragies qui déterminent les accidents. Porak, chez 214 cardiaques, a trouvé 112 accouchements à terme et 88 accouchements avant terme, soit 41,12 p. 100. Sur 41 femmes, 21 firent une fausse couche vers le sixième mois. Le fœtus paraît en grand danger, car sa mort arrive chez un dixième des cardiaques. L'enfant venu à terme vivant meurt souvent dans l'enfance. C'est ainsi que, sur 40 cardiaques, 37 perdirent leur enfant avant l'âge de six ans.

Les considérations dans lesquelles nous venons d'entrer nous montrent qu'il est nécessaire d'étudier ce qui a trait à l'hygiène des femmes cardiaques sous ce double point de vue :

1° Dans quelle condition peut-on permettre le mariage aux femmes atteintes de maladie de cœur?

2° Si la femme cardiaque est enceinte, quelles sont les prescriptions d'hygiène qu'il faut mettre en œuvre?

La question du mariage chez les femmes cardiaques semblait avoir été définitivement réglée du jour où Peter avait renfermé son avis dans une formule trop longtemps célèbre : « Fille, pas de mariage; femme, pas de grossesse; mère, pas d'allaitement ».

« Malheureusement, comme le dit Huchard, les formules stéréotypées s'accordent mal avec la clinique et le problème à résoudre est un peu plus complexe ». De ce que nous avons dit, il résulte en effet, que toutes les affections cardiaques ne sont pas également menaçantes pendant la grossesse et qu'il est nécessaire d'établir à ce sujet des catégories. Il est bien certain, comme le dit Jaccoud, que le médecin devra, en semblable occurrence, tenir compte d'une série de circonstances. Pour lui on devra s'enquérir de la situation dans laquelle se trouvera placée la malade de sa profession et de son hygiène et se décider d'après ces considérations, notamment dans les cas où la cardiopathie aura déjà déterminé des troubles légers d'intolérance. Cet auteur est donc moins exclusif que Leyden qui proscrit le mariage chez les femmes atteintes de cardiopathie chronique.

Barié n'interdit pas le mariage, quelle que soit la lésion cardiaque, « si la malade n'a jamais souffert ». Il ne fait des réserves que dans les cas où la femme, obligée de travailler, sera dans l'impossibilité de conserver le repos dans la dernière moitié de sa grossesse. Cependant, là encore, il incline vers la permission.

Lorsqu'il y a déjà eu des accidents d'asystolie le mariage pourra être permis si ces accidents ont simplement consisté en œdème passager et en palpitations, mais s'il s'y est joint de la dyspnée, des hémoptysies et surtout de l'albuminurie, il faudra interdire le mariage. A ce sujet l'auteur ne fait pas de différence entre les lésions mitrales et les lésions aortiques qu'il semble redouter à cause des accidents cérébraux.

Huchard établit les catégories suivantes :

A. — Si la maladie est bien compensée, on peut permettre le mariage.

B. — Si la malade est déjà entrée une ou deux fois dans la période d'hyposystolie, et si le mariage est vivement et depuis longtemps désiré, on peut encore le permettre, mais sans engager sa responsabilité au sujet des accidents qui peuvent survenir.

C. — Si la maladie est en pleine période asystolique, avec congestions viscérales et œdème, et surtout avec albuminurie cardiaque, le mariage serait une imprudence des plus graves, et il doit être absolument proscrit.

Pour notre part, il nous semble que la question peut être divisée en deux parties pour chacune desquelles la réponse est également raisonnable.

S'il s'agit d'une lésion simple du cœur n'ayant donné lieu à aucune attaque d'asystolie, le mariage peut être permis. S'il s'agit d'une lésion simple ou complexe ayant donné lieu ou donnant lieu actuellement à une attaque d'asystolie (avec œdème des jambes, congestions hépatique et pulmonaire, albuminurie et dilatation cardiaque), le mariage doit être défendu. Il ne peut y avoir d'hésitation que dans deux cas : 1° quand il s'agit d'une lésion complexe du cœur (double lésion mitrale, double lésion aortique, lésion mitrale et lésion aortique); 2° quand il s'agit d'un rétrécissement mitral que les signes objectifs et les phénomènes subjectifs permettent de supposer très serré. Cette dernière condition, comme nous l'avons démontré, favorise au plus haut point la production des apoplexies pulmonaires et des apoplexies myocardiques. Pour notre part, dans ces deux derniers cas, nous déconseillons le mariage.

Enfin, s'il s'agit de lésions congénitales du cœur, le mariage doit être défendu, excepté dans le cas de simple communication interventriculaire (maladie de Roger). Lorsque le mariage aura été suivi de grossesse, l'hygiène et la thérapeutique nécessitées par cette dernière comportent deux principales séries d'indications :

Que faut-il faire pour prévenir les accidents, quelle conduite doit-on tenir lorsqu'ils se sont produits?

1° Pour prévenir les accidents gravido-cardiaques, les indications formulées par les auteurs se réduisent à deux principales : le repos au lit, le régime lacté plus ou moins absolu. Ces prescriptions ne doivent avoir leur effet qu'à partir du cinquième ou du sixième mois, époque à laquelle les accidents apparaissent d'ordinaire. Mais, à notre avis, le repos au lit ne doit pas être permanent; il est nécessaire que la malade prenne dans la journée quelques heures d'exercice, par une marche modérée, de façon à empêcher l'encombrement de la circulation pulmonaire, que provoque au plus haut degré le décubitus dorsal prolongé. Quant au régime lacté, il ne doit être prescrit d'une façon absolue que si des signes de congestion hépatique ou rénale apparaissent avec diminution de la quantité des urines. Dans ces cas également, on se trouvera souvent bien de l'administration d'une dose moyenne de théobromine, ou de tout autre diurétique. De même, il est indiqué de recommander l'emploi d'un léger purgatif salin, administré tous les trois ou quatre jours.

2° Lorsque les accidents gravido-cardiaques commencent à apparaître, la conduite à tenir peut être, suivant les cas, complètement différente. S'il s'agit de complications asystoliques analogues à celles qui accompagnent les affections cardiaques complexes, avec œdème ou anasarque, congestion hépatique et rénale intense, insuffisance tricuspidienne, il faudra avoir recours à la médication que ces accidents réclament habituellement, c'est-à-dire à la médication digitalique, mais à doses fractionnées, soit que l'on emploie la macération ou l'infusion de feuilles de digitale, soit que l'on préfère les préparations de digitaline.

Il faudra agir de même dans le cas où les accidents cardio-pulmonaires auront fait place, après l'accouchement, à l'asystolie vraie. Mais on devra toujours surveiller avec soin l'état de la circulation pulmonaire, plus disposée à s'encombrer que dans toute autre circonstance; et si cet état donnait quelque inquiétude, on fera précéder l'administration de la digitale d'un purgatif salin, ou d'une saignée locale, ou même d'une saignée générale de 2 à 300 grammes.

Quand il s'agit d'accidents strictement cantonnés à la sphère pulmonaire, comme cela se voit dans le rétrécissement mitral, les indications sont tout autres. Si les accidents sont peu menaçants et ne consistent que dans une oppression modérée, avec tendance à la congestion pulmonaire et accélération du pouls, le repos absolu au lit devient tout à fait nécessaire, ainsi que le régime lacté. Les applications chaudes sur la poitrine, les émissions sanguines répétées sous forme de ventouses scarifiées trouveront leur indication ; à l'intérieur, on devra se contenter soit de la théobromine, soit, comme calmant, de la poudre de Dower à doses fractionnées, qui nous a, dans de pareils cas, donné d'excellents résultats.

Lorsque les accidents deviennent de plus en plus menaçants et que le terme normal de l'accouchement se rapproche, il convient d'agir plus énergiquement, et alors trois problèmes se posent, dont la solution a suscité de nombreuses controverses :

1° Y a-t-il lieu de provoquer l'accouchement prématuré?

2° L'emploi du chloroforme est-il à recommander?

3° Doit-on faire usage de préparations digitaliques?

La question de l'*accouchement prématuré* chez les cardiaques a été discutée à nouveau dans ces dernières années par Leyden, Gusserow, Schlayer, etc. Schlayer le proscrit d'une façon formelle; dans tous les cas, dit-il, où il l'a vu pratiquer, les malades ont succombé, soit pendant le travail, soit après l'accouchement. Leyden pense qu'il peut être rendu nécessaire et qu'on ne doit pas temporiser trop longtemps pour en attendre de meilleurs résultats. Gusserow estime que l'accouchement prématuré artificiel n'épargne pas à la malade le travail de l'accouchement ni ses dangers, et l'aggrave plutôt; il préfère donc attendre l'accouchement spontané, qui se fait souvent alors d'une façon précoce et dans de meilleures conditions. D'autre part, il n'est pas sans exemple que des cardiaques, après plusieurs crises pulmonaires des plus menaçantes, aient pu accoucher sans trop de risques et survivre à l'accouchement. Ces diverses considérations expliquent les hésitations des auteurs et surtout les fortes objections élevées par les accoucheurs contre l'accouchement provoqué chez les cardiaques.

Pour notre part, cependant, nous nous rallierons à l'opinion de Leyden, et, en dépit des faibles chances qui subsistent de voir la malade accoucher normalement, nous pensons qu'il est raisonnable d'engager l'accoucheur à intervenir, lorsque la femme enceinte a présenté à plusieurs reprises, et à partir du sixième mois, les graves accidents de l'apoplexie pulmonaire. Si un mois ou six semaines après leur apparition, et malgré le traitement, ces accidents n'ont pas tendance à se calmer, l'intervention, à notre sens, s'impose comme un devoir; et on ne doit pas la tenter sous la menace de la mort, alors que la malade est en pleine crise d'œdème pulmonaire, mais bien dans une des époques d'accalmie qui manquent rarement, même au milieu des plus forts accidents. C'est alors à l'accoucheur d'agir pour le mieux et au plus vite.

Parfois même nous n'hésiterions pas à être plus catégoriques et à conseiller l'*avortement* au 3e ou 4e mois chez des femmes qu'une grossesse antérieure a gravement menacées. Le professeur Potain a agi ainsi en pareil cas et, suivant son exemple dans des conditions analogues, nous serions disposé à imiter sa conduite.

A cette question se rattache celle de l'*emploi du chloroforme*. Sur ce point, il semble que les avis soient actuellement unanimes et que, contrairement aux craintes qui avaient cours jadis, le chloroforme trouve son indication dans l'accouchement naturel ou provoqué chez les cardiaques. C'est la conclusion à laquelle nous sommes arrivé nous-même. Si l'affection cardiaque ne s'est accompagnée, pendant le cours de la grossesse, d'aucune complication appréciable, on pourra laisser les choses suivre leur cours et l'accouchement se faire sans le secours du chloroforme; mais, s'il y a eu la moindre manifestation morbide, nous croyons qu'il sera bon d'y avoir recours. Nous estimons même qu'il est parfaitement indiqué si l'on se trouve en présence des accidents pulmonaires propres aux malades atteintes de sténose mitrale. Il est bien évident que son emploi doit être judicieusement surveillé, mais son opportunité dans les cas dont nous parlons ne nous semble pas discutable.

Il n'en est pas de même de l'usage que l'on doit faire des *préparations de digitale*. Si celles-ci conviennent à l'asystolie banale, survenant au cours de la grossesse ou à la suite de l'accouchement, il n'en est plus de même dans le cas où les accidents ont leur siège dans le poumon. Certains auteurs ont déjà noté que la digitale paraissait contre-indiquée au cours de ces complications et M. Merklen a très justement insisté sur ce fait que la digitale pouvait provoquer ou entretenir les accidents pulmonaires chez les femmes enceintes atteintes de sténose mitrale.

M. le professeur Potain a aussi, d'une façon générale, indiqué les inconvénients qui peuvent résulter, pour le poumon, de l'usage intempestif de la digitale dans les cas où la circulation pulmonaire est encombrée à l'excès. Nous avons vu employer, nous avons employé nous-même la digitale dans le cours des accidents gravido-cardiaques liés à la sténose mitrale : nous n'en avons noté que les déplorables effets et nous la proscrivons formellement.

Si, après l'accouchement, la gêne de la circulation pulmonaire persiste avec oppression extrême, il faut plus que jamais éviter de prescrire la digitale ou la caféine, et, dans de pareilles circonstances, le médicament de choix nous a paru être la morphine donnée en injection de 1/2 centigramme toutes les cinq ou six heures. La caféine ne convient que s'il y a des accidents syncopaux et la digitale ne doit être employée que lorsque la congestion pulmonaire tend à diminuer. Elle retrouve nettement son indication lorsque, trois ou quatre jours après l'accouchement, la fatigue cardiaque se manifeste par l'apparition des symptômes hépatiques et rénaux, les signes pulmonaires diminuant ou tout au moins cessant de s'aggraver. Ici encore, il faut surveiller son emploi et y renoncer si l'on voit les hémorragies pulmonaires reparaître.

La question du mariage chez les jeunes gens soulève bien moins de difficulté. Barié dit à ce sujet avec raison : « Pour un jeune homme, le mariage est préférable au célibat, car il régularise la vie ». Cette considération ne doit pas, ce nous semble, tenir lieu de réponse catégorique et, pour de multiples raisons, pour la tranquillité même de la vie conjugale, nous pensons qu'on ne doit pas laisser s'engager dans le mariage un jeune homme porteur d'une lésion cardiaque complexe, ou ayant donné lieu à des accès manifeste d'asystolie; puisque l'on refuserait à ce jeune homme le droit de contracter une assurance sur la vie, nous ne voyons pas en quoi on serait autorisé à lui permettre de participer à un contrat dans lequel l'une au moins des parties en présence serait par trop désavantagée. Mais ici, comme le médecin est rarement consulté, et comme ses prescriptions sont rarement suivies, il faut appuyer son avis sur les considérations sociales qui sont en jeu et sur l'influence morale que l'on peut avoir sur le malade.

Il y aurait encore une dernière considération à examiner relative à l'hérédité chez les enfants nés de parents cardiaques. Nous ne croyons pas à l'hérédité des maladies infectieuses capables de donner lieu à des endocardites chroniques. Les seuls cas dans lesquels l'hérédité semble avoir joué un rôle ont trait à des cas de cyanose. Orth, Friedberg et Eger en ont rapporté des exemples, mais nous avons dit qu'en pareille circonstance nous ne pensions pas que l'on pût autoriser le mariage.

Ces faits étant mis à part, il n'en reste pas moins vrai que certains enfants peuvent héréditairement présenter un système cardio-vasculaire plus facilement vulnérable aux maladies infectieuses ou aux diathèses (Legendre). C'est un point qu'il faudra toujours retenir lorsque l'on aura à soigner des enfants, fils de cardiaques.

La véritable hérédité est l'hérédité des palpitations. Le professeur Potain dit à ce sujet : « Chez l'adulte les palpitations idiopathiques relèvent très fréquemment d'une prédisposition héréditaire. Cette prédisposition est souvent double; j'ai vu des malades atteints de battements de cœur dont l'un des parents était impressionnable, l'autre cardiaque; le premier avait donné l'hérédité générale nerveuse ; le deuxième l'hérédité de la localisation. » C'est une considération qu'il ne faudra pas oublier lorsqu'on aura à établir une hygiène prophylactique ou une thérapeutique symptomatique des palpitations chez les jeunes sujets.

CHAPITRE II

Hygiène privée du cardiaque.

Prescriptions propres au jeune âge.

Rôle prophylactique de l'hygiène. — Maladies infectieuses. — De la prétendue hypertrophie de croissance. — Dilatation cardiaque et palpitations. — Prescriptions consécutives. — Rôle suggestif de l'hérédité. — Alimentation. — Attitudes vicieuses. — Exercices et jeux. — Gymnastique française. — Gymnastique anglaise. — Gymnastique suédoise. — Marche. — Course. — Escrime. — Equitation. — Aviron. — Bicyclette. — Prescriptions spéciales aux jeunes cardiaques. — Alimentation. — Vie scolaire. — Exercices.

Pendant l'enfance et la période de croissance, le rôle de l'hygiène doit être double : *prophylactique* pour empêcher l'éclosion de lésions cardiaques primitives chez un enfant indemne, ou l'apparition de complications nouvelles chez un enfant déjà atteint ; *modérateur* pour s'opposer à l'aggravation de lésions préexistantes et les atténuer s'il est possible.

Le rôle prophylactique est très nettement tracé lorsqu'il s'agit de réduire au minimum les risques de contagion des maladies infectieuses capables de retentir sur le cœur. Les prescriptions récemment édictées sur l'isolement à la suite des maladies contagieuses doivent être sévèrement exécutées. On sait que les maladies contagieuses ont été divisées en trois catégories et que dans la première sont rangées les fièvres éruptives (rougeole, scarlatine, variole, varioloïde, varicelle, diphtérie, coqueluche et oreillons).

Depuis 1894 une instruction est adressée à la famille, lui enjoignant de ne renvoyer l'enfant à l'école qu'après l'avoir lavé au savon, baigné et après avoir désinfecté ses habits et les objets à son usage. De plus, la durée de l'isolement, compté à partir du premier jour de la maladie, a été fixée à :

Quarante jours pour la scarlatine, la variole, la varioloïde et la diphtérie ;

Seize jours pour la rougeole et la varicelle ;

Trois semaines pour la coqueluche après la cessation des quintes.

Dix jours pour les oreillons après la disparition des symptômes locaux.

Nous rappelons ces prescriptions parce qu'il est important qu'elles soient observées, les maladies dont nous venons de parler pouvant être, en dehors de leur gravité propre, génératrices d'affections cardiaques.

Pour le rhumatisme, aucune instruction spéciale ne pouvait être donnée, la contagiosité de cette affection restant encore actuellement à l'état de pure hypothèse, mais on sait que certaines conditions peuvent en favoriser l'éclosion : le surmenage, intellectuel et physique, le froid humide, etc. L'observation des lois générales de l'hygiène, la surveillance attentive des enfants qui ont déjà été atteints de rhumatismes ou qui sont susceptibles de l'être pourront diminuer dans une forte proportion la fréquence de cette maladie, dangereuse par ses complications cardiaques.

A en croire certains auteurs, le rôle prophylactique de l'hygiène ne devrait pas se borner là; il devrait aussi avoir pour but de préserver l'enfant d'une maladie cardiaque qui serait son apanage et qui se montrerait à la période de développement et de croissance. Nous voulons parler des symptômes dont sont fréquemment atteints les jeunes sujets qui, au cours d'une croissance rapide, ont été soumis à une hygiène défectueuse et à un surmenage intempestif.

Est-ce là une maladie véritable, ou s'agit-il purement et simplement de troubles d'ordre assez banal et dont une bonne hygiène peut assez facilement avoir raison? Nous n'insisterons pas longuement sur la première hypothèse, ayant déjà étudié cette question dans un travail fait en collaboration avec notre maître le professeur

Potain; cependant des articles plus récents de M. Gallois et de M. Noël, ont de nouveau, à notre sens, obscurci cette question que nous pensions avoir élucidée, et il est bon que nous en disions quelques mots.

La notion de l'hypertrophie cardiaque, dite idiopathique ou de croissance, a été introduite en pathologie par le professeur Sée. En 1885, cet auteur, exposant devant l'Académie des sciences les raisons étiologiques et cliniques qui lui semblaient prouver l'existence de cette affection, s'exprimait ainsi : « De huit à treize ans, on trouve souvent le cœur forcé. Plus tard, de quatorze à vingt ans, ce sont des hypertrophies idiopathiques. L'abaissement de la pointe du cœur, la présence d'un souffle systolique variable dans la région de la pointe sont les signes les plus caractéristiques de cette hypertrophie. Celle-ci est la cause des palpitations et peut s'accompagner de troubles pulmonaires (forme dyspnéique) ou d'accidents céphaliques (forme céphalique) ». La conclusion paraît donc bien nette : l'hypertrophie cardiaque est la cause première des accidents, c'est bien à elle que se rattachent les palpitations, les troubles pulmonaires et céphaliques.

Contrairement à cette idée, nous avons soutenu et soutenons encore que, de l'examen attentif et minutieux d'enfants d'âges différents à l'état de santé et de maladie, il ressort pour nous qu'il n'existe pas d'hypertrophie du cœur résultant de l'accroissement normal qui puisse être qualifiée d'hypertrophie de croissance.

Par contre nous pensons que les troubles dont les jeunes sujets peuvent se plaindre et qui consistent en palpitations, en essoufflement, en vertige ou en céphalée, accompagnés ou non d'augmentation du volume du cœur par dilatation sont symptomatiques et reconnaissent pour cause des conditions multiples (surmenage, rachitisme, etc.). En un mot les troubles vasculaires et cardiaques sont l'effet et non la cause des accidents observés.

Est-il utile de répéter ici que l'affection dont le professeur Sée et dont d'autres auteurs après lui ont parlé ne repose sur aucune donnée anatomique? Les recherches de Beneke, de Bizot, faites sur le cadavre, ont assurément un réel intérêt, mais elles ne peuvent être transportées dans la clinique sans restriction. En effet, à quels signes s'est-on adressé pour établir le diagnostic de l'hypertrophie dite de croissance? A deux ordres de signes : les uns subjectifs (palpitations, bouffées de chaleur, céphalée), les autres objectifs (voussure de la région précordiale, abaissement de la pointe, souffle au cœur). Relativement aux premiers nous dirons que les bouffées de chaleur au visage et la céphalée n'ont jamais rien prouvé pour a réalité de l'hypertrophie du cœur. D'autre part les palpitations sont un phénomène d'ordre banal que l'on voit survenir aussi bien avec un cœur petit (tuberculose, chlorose) qu'avec un cœur gros. Dans aucun des cas où l'on nous avait signalé les palpitations chez de jeunes sujets, nous n'avons pu reconnaître l'existence de cette prétendue hypertrophie. Un malade âgé de quinze ans, atteint de violentes palpitations avec tachycardie très accentuée (152 pulsations à la minute) et quelques irrégularités du pouls, était considéré comme atteint d'hypertrophie cardiaque; or, son cœur mesurait en surface 76 centimètres carrés, la pointe battait à sa place normale, et, bien que le nombre des pulsations de l'organe fût très augmenté, rien n'autorisait à formuler le diagnostic d'hypertrophie du cœur. On peut aller plus loin encore et dire que les palpitations même persistantes n'ont aucun rapport ni avec une hypertrophie présente ni avec une hypertrophie à venir. Le professeur Potain dit en effet : « Je suis convaincu que les palpitations à elles seules, et indépendamment de toute lésion viscérale, ne déterminent même pas d'hypertrophie du cœur. Je connais une seule exception à cette règle, c'est le cas des palpitations consécutives à une névrite du plexus brachial; mais combien n'ai-je pas vu de sujets chez lesquels le café, le thé, le tabac avaient depuis de longues années provoqué des palpitations presque permanentes, et qui, arrivés même à un âge avancé, ne présentaient pas trace d'hypertrophie cardiaque! »

Quant aux signes objectifs ils ont été la plupart du temps interprétés à faux.

L'auscultation n'indique rien relativement au diagnostic de l'hypertrophie du cœur. Une augmentation de volume ne provoque jamais l'apparition d'un souffle, à moins que cette augmentation ne soit telle qu'elle puisse déterminer les insuffisances fonctionnelles d'orifices. Que reste-t-il donc? La constatation d'une voussure et l'abaissement de la pointe. Au temps de Corvisart, la voussure de la région précordiale et son soulèvement par les battements exagérés de l'organe suffisaient pour faire admettre l'existence d'une hypertrophie ou de ce qu'on appelait alors un anévrysme du cœur. Si à cela s'ajoutaient des palpitations éprouvées par le malade, le diagnostic paraissait suffisamment établi. Aujourd'hui encore il n'est pas inutile de répéter combien ce moyen de diagnostic est trompeur et illusoire, surtout quand il s'agit de l'enfant. La souplesse du plastron costal, le peu d'épaisseur des masses musculaires rendent habituellement très apparents les mouvements du cœur. La détermination du siège exact de la pointe est parfois alors singulièrement délicate, si l'on n'a pas soin de joindre la percussion à la palpation.

Très habituellement les auteurs accordent à

l'abaissement plus ou moins marqué de la pointe du cœur une valeur diagnostique suffisante à elle seule pour permettre d'affirmer l'hypertrophie de l'organe. Mais ce qui surprend, c'est que l'on considère comme un fait anormal et indiquant un début d'hypertrophie la présence de la pointe au niveau du cinquième espace. Duroziez affirme, il est vrai, que la pointe se trouve constamment dans le quatrième. Mais MM. Chaix, Bonnain, et surtout Ludger, estiment qu'il est très fréquent de voir à l'état normal la pointe battre dans le cinquième espace. Nos observations concordent avec celles de ces auteurs, et, dans les examens que nous avons faits, la pointe nous a paru battre aussi souvent dans le cinquième espace que dans le quatrième, quel que fût d'ailleurs l'âge du sujet.

Il est également mauvais de prendre le mamelon pour point de repère et d'estimer le volume du cœur d'après la distance dont sa pointe s'en éloigne en bas et en dehors. Le mamelon peut siéger à des hauteurs assez diverses et à des distances fort inégales de la ligne médiane ; il arrive parfois qu'un cœur de petit volume se trouve battre à 3 ou 4 centimètres au-dessous du mamelon et en dehors de lui.

En réalité, comme nous l'avons dit avec le professeur Potain, il n'y a qu'une seule façon d'évaluer chez l'enfant comme chez l'adulte le volume du cœur, c'est le procédé de la percussion. H. Roger, dans la *Séméiologie des maladies de l'enfance*, avait exprimé la même opinion. « Mesurer le cœur au moyen de la percussion digitale, tracer exactement le dessin de sa forme et de ses dimensions est une opération indispensable quand on tient à établir un diagnostic précis. »

Ce procédé présente une exactitude suffisante et, dans ces dernières années, la phonendoscopie et la radioscopie sont venues en démontrer la valeur. Les résultats que nous en avons obtenus sont assez analogues avec ceux déjà rapportés par Peacock, Bizot, Beneke. Ils nous montrent que le développement du cœur chez l'enfant et l'adolescent suit une marche lentement croissante jusqu'à onze ou douze ans; à ce moment l'accroissement se fait avec une grande rapidité, en même temps que la taille et le poids augmentent dans de notables proportions. Si l'on compare entre elles les courbes que nous avons établies, on verra qu'elles rendent compte d'un manière très claire de la modification profonde qui s'opère alors.

De dix-sept à vingt-trois ans, l'accroissement du cœur est plus modéré, mais cependant il ne s'arrête pas. Aussi n'est-il pas possible d'admettre l'opinion du professeur G. Sée et de dire avec lui « que le cœur d'un jeune homme de vingt ans est hypertrophié normalement, puisqu'il atteint à ce moment un volume qui lui permet de suffire à l'irrigation d'un organisme dont le poids et l'étendue s'accentuent encore ».

L'examen du tableau ci-dessous permet de comparer de l'accroissement du cœur, de la taille, du poids et du périmètre thoracique aux différents âges, d'après la moyenne des cas que nous avons observés :

Age.	Surface de matité.	Taille.	Poids.	Périmètre thoracique.
6 ans.	40 c. q.	1 m. 05	19 k.	45 c.
12 —	52	1 31	31	63
17 —	78	1 60	53	82
22 à 24 —	87	1 64	63	»

Il y a donc, comme le dit Weill, pour le cœur une croissance continue, lente, avec deux périodes d'augmentation brusque, l'une dans les premières années, l'autre à la puberté, c'est-à-dire aux deux périodes où la croissance générale elle-même montre une activité exceptionnelle. Or, nous savons que, dans ces deux périodes, l'organisme est plus facilement vulnérable aux causes diverses de maladies et c'est à ces moments que les troubles cardiaques se manifestent. « Chez les enfants bien portants ces phénomènes (de suractivité nutritive), dit Springer, s'opèrent sans le moindre trouble. Mais il n'en est plus de même chez les individus tarés par l'hérédité, par une affection constitutionnelle, ou par une hygiène défectueuse; c'est alors que la tare latente se révèle. Ces organismes ne sont pas en état de faire face aux obligations multiples qui surgissent rapidement. Chez les nerveux héréditaires apparaissent les signes de la neurasthénie, l'hystérie, les tics, la chorée, la céphalée; ces troubles nerveux s'accompagnent de palpitations. Lorsque celles-ci prennent une certaine acuité, on croit à une cardiopathie et on incrimine la croissance. A ces troubles nerveux s'ajoute, la plupart du temps, une cause gastrique ».

C'est dire que lorsque les phénomènes morbides dont nous avons parlé (palpitations, essoufflement, céphalée avec ou sans dilatation cardiaque) apparaissent, il faut leur chercher une cause effective véritablement pathologique sans se contenter d'invoquer une influence physiologique anormale. Toutes les fois que nous avons procédé de cette façon, nous avons pu déceler la cause morbide première des troubles observés.

Parfois il s'agit de jeunes sujets en puissance de *rachitisme* à manifestations subaiguës : ici les conditions mécaniques des dilatations cardiaques sont les plus importantes. Le défaut d'expansion thoracique diminue la quantité d'air inspiré et ralentit la circulation pulmonaire. Chez ces sujets, comme Marfan l'a remarqué, la petitesse des poumons met sûrement la circulation cardio-pulmonaire en état de miopragie. Pour lutter contre ces obstacles, le rachitique fait des efforts constants, l'emphysème apparaît facilement, et rapidement le cœur se laisse dilater. A côté de ces cas il en est d'autres où de légères déviations ont paru provoquer les accidents. Ollivier avait déjà insisté sur ces faits. M. Huchard estime que ces cas ne sont pas exceptionnels, bien que la nature de ces déviations n'ait pas été explicitement décrite.

Dans un article dont le titre « Hypertrophie cardiaque de croissance » est en opposition formelle avec les idées mêmes de ses auteurs, MM. Gallois et Fatout invoquent une cause pathogénique non encore signalée. Ces auteurs ont remarqué la fréquence des *végétations adénoïdes* chez les jeunes sujets atteints de palpitations. Pour eux c'est à l'insuffisance de la ventilation pulmonaire, et à l'étroitesse du thorax qui en résulte, que seraient dues les palpitations. L'hypertrophie cardiaque n'en serait pas responsable. L'étroitesse du thorax s'expliquerait bien, d'après Meyer, par le rétrécissement des voies pulmonaires supérieures, et Marey a montré que cette disposition augmente la fréquence des battements du cœur. Ainsi l'opinion soutenue par MM. Gallois et Fatout, quoique ne convenant pas à tous les faits, est cependant plausible. Malheureusement ces auteurs ne nous fournissent pas l'observation, qui serait alors probante, d'un jeune sujet guéri de ses palpitations à la suite de l'ablation de végétations adénoïdes.

Une cause très fréquente de troubles cardiaques, avec palpitations et dilatation passagère du cœur, réside dans la *dyspepsie* ou les *accidents intestinaux*. Les troubles de l'estomac et de l'intestin capables de retentir sur le cœur doivent être recherchés jusque dans la première enfance. Si le sevrage a été prématuré ou mal réglé, la dyspepsie peut s'établir, provoquer une dilatation persistante de l'estomac et, soit par le fait de fermentations anormales (Bouchard), soit par voie réflexe, déterminer un retentissement cardiaque fâcheux. Il en est de même de la constipation habituelle, de la présence de vers dans l'intestin, des troubles hépatiques légers. En un mot tout fonctionnement anormal gastro-intestinal peut déterminer l'apparition de ces troubles divers que l'on attribue trop facilement au syndrome de la prétendue hypertrophie.

Mais ces faits sont suffisamment connus depuis les travaux de MM. Potain et Barié pour que nous n'ayons pas à y insister plus longuement.

Il est une cause que Marfan invoque dans la pathogénie des palpitations et des troubles cardiaques chez les jeunes sujets : c'est la *neurasthénie* et le *surmenage*. La céphalée qui accompagne habituellement ces troubles est, pour cet auteur, le signe bien évident de la nature même de l'affection. Est-ce à dire qu'il faille toujours rechercher la grande fatigue physique ou le surmenage intellectuel? Certainement non. Mais le travail n'a pas toujours besoin d'être excessif pour déterminer des accidents chez les sujets prédisposés. Binet et Courtier ont montré que le travail intellectuel et le travail physique agissaient également sur la respiration et le cœur. Si, en degré, l'excitation intellectuelle est plus faible que l'excitation physique, en qualité elle peut être plus importante à considérer pour la question qui nous occupe, puisque sous son influence la respiration devient plus superficielle, tandis que la cage thoracique tend à se rétrécir et la circulation capillaire à s'atténuer.

Parmi les autres causes de troubles cardiaques et de palpitations, Springer cite encore l'*abus prématuré du tabac* et la *masturbation*, qui peuvent être des causes efficientes qu'il ne faut pas négliger.

De cette longue discussion il résulte que les causes de troubles fonctionnels chez les jeunes sujets sont d'ordres multiples, mais qu'il est toujours possible d'en déceler l'origine sans avoir recours à l'hypothèse d'une hypertrophie primitive résultant du développement physiologique. Aussi répéterons-nous ici la conclusion déjà formulée par nous dans le travail fait en collaboration avec le professeur Potain.

« Sous des influences diverses, le cœur peut sans doute subir certaines modifications dans son rythme et même des dilatations passagères; très vraisemblablement, ces dilatations se produisent pendant la période de croissance plus aisément qu'à aucune autre époque de la vie. Mais, en somme, il n'existe pas d'hypertrophie réelle et persistante qu'on puisse légitimement attribuer à la croissance même ; imputer à une soi-disant hypertrophie idiopathique tous les désordres énumérés ci-dessus, c'est aller évidemment à l'encontre de l'observation des faits. »

Quoi qu'il en soit, il n'en est pas moins vrai que, du fait de l'hérédité, d'une hygiène défectueuse ou de tout autre condition, des troubles cardiaques sérieux, affectent trop souvent les jeunes sujets. Ces troubles, qui mettent parfois obstacle au développement, peuvent même déterminer pour l'avenir une faiblesse du côté de l'appareil circulatoire, des palpitations persistantes, enfin une prédisposition plus ou moins marquée à des lésions cardiaques ultérieures. Aussi faut-il mettre tous ses soins à placer l'enfant dès son jeune âge dans des conditions d'hygiène telles que ces troubles soient pour toujours écartés ou réduits à leur minimum. Ce sont ces principes généraux d'hygiène que nous allons maintenant exposer.

Nous ne sommes pas maîtres d'intervenir à notre entière volonté dans toutes les conditions qui peuvent favoriser l'apparition des troubles cardiaques chez les jeunes sujets. Des maladies infectieuses, bénignes en apparence, peuvent, sans avoir provoqué directement des complications cardiaques réelles, laisser cependant à leur suite une débilité organique qui se manifeste par des palpitations habituelles et une dilatation cardiaque facile. C'est ce que l'on peut voir, par exemple, à la suite de la diphtérie, d'une coqueluche un peu prolongée, de la fièvre typhoïde, etc. Parfois alors un examen attentif aura permis pendant le cours de la maladie de déceler une légère complication myocardique. Dans ce cas les règles de traitement à observer sont analogues à celles qui sont dictées par le traitement des cardiopathies chez les jeunes sujets. Nous les exposerons plus loin.

Dans d'autres cas les troubles cardiaques auxquels nous faisons allusion relèvent plus ou moins de l'anémie telle qu'on la voit apparaître dans le cours et dans la convalescence de certaines maladies infectieuses. Si le sujet n'est pas prédisposé par une hérédité défectueuse, les troubles cardiaques disparaîtront lorsque la convalescence se sera effectuée. Mais lorsqu'il y a, dans les antécédents, des conditions capables de provoquer ou d'entretenir les troubles du côté du cœur, c'est souvent à l'occasion d'une maladie infectieuse que l'on voit ceux-ci s'établir définitivement. Aussi faudra-t-il dans ces cas surveiller les moindres manifestations cardiaques et les conseils que l'on doit donner en pareille circonstance visent autant les parents que les enfants. S'il y a eu dans la famille quelque parent atteint ou suspect d'une affection cardiaque, on commet fréquemment la faute d'attirer l'attention des enfants sur les troubles qu'ils pourraient ressentir du côté du cœur. Il se fait là un inconscient travail de suggestion des plus nuisibles. Si l'enfant est impressionnable, la leçon portera trop facilement son fruit et des palpitations rebelles pourront s'installer chez lui.

Cette notion de l'hérédité chez les palpitants est des plus utiles à connaître et surtout à combattre. Chez les sujets qui n'ont eu aucune cause de trouble cardiaque, elle est à elle seule capable d'expliquer les symptômes subjectifs dont l'enfant aura ultérieurement à souffrir. Plus tard, on mettra sans plus chercher ces troubles sur le compte d'une hypertrophie de croissance. Enfin, si les conditions de surmenage intellectuel et physique font du sujet un neurasthénique, c'est encore du côté du cœur que les accidents se manifesteront de préférence, et alors aux palpitations viendront se joindre ces sensations multiples dont le malade donne la description avec un luxe et une complaisance bien connus.

Parfois cette notion erronée de l'hérédité produit des résultats plus fâcheux encore. Pour enrayer l'éclosion d'une affection cardiaque dont l'enfant est supposé porter le germe, pour éteindre les palpitations qui se manifestent déjà, on soumet le jeune sujet à une hygiène déplorable. Les exercices lui sont défendus; les soins de toilette, par crainte de l'eau froide, sont réduits à leur minimum; l'air vif des montagnes et l'air excitant de la mer sont également redoutés. L'enfant s'étiole dans une inactivité fâcheuse, sédentaire avant l'âge; heureux s'il ne devient pas un tuberculeux ou un obèse et si la crainte illusoire d'une maladie imaginaire n'a pas créé pour toujours un être débile et incapable de résister aux atteintes d'une maladie véritable.

En ce cas la règle de conduite du médecin est toute tracée. Il lui faut d'abord s'assurer d'une façon certaine qu'il n'existe aucun signe d'affection cardiaque, endocardique, péricardique ou myocardique. Puis, il faut voir dans quelle mesure l'enfant peut être abandonné à lui-même ou comment il doit être guidé dans son hygiène alimentaire, ses travaux intellectuels, ses exercices et ses jeux. Lorsque la surveillance du médecin est définitivement installée, il faut demander instamment aux parents de ne point interroger fréquemment les enfants sur les troubles qu'ils pourraient ressentir, de ne point attirer leur attention sur des détails dont la description trop répétée et trop minutieuse ne peut qu'impressionner le jeune sujet. Si celui-ci, par paresse ou dans le désir d'intéresser les personnes de l'entourage à son état de santé retient d'une façon trop fidèle la leçon qu'on lui aura inconsciemment faite, et devient attentif aux mouvements de son cœur, c'est bien miracle s'il ne reste pour toujours un palpitant. La portée de ces diverses recommandations n'échappera à personne, mais elle puisera surtout sa valeur dans la confiance que le médecin inspirera au jeune malade et à sa famille.

Parmi les causes de palpitations dont l'influence peut être grande chez les jeunes sujets, nous avons signalé les troubles digestifs. Il est certain que la surveillance attentive de l'allaitement, du sevrage et de la première alimentation des jeunes sujets préviendra dans un grand nombre de circonstances la dyspepsie et les troubles cardiaques qui peuvent en résulter. Mais lorsque les accidents dyspeptiques sont manifestement établis, c'est à les guérir qu'il faudra mettre tout son soin. Il y a longtemps que le professeur Potain a attiré l'attention sur les rapports morbides qui unissent au cœur l'estomac et l'intestin. Ces rapports doivent être soigneusement recherchés chez les jeunes sujets, et, plus souvent que l'on ne pense, on constatera chez eux l'existence d'une dyspepsie flatulente, d'une dilatation permanente de l'estomac, capables, l'une et l'autre, d'expliquer les sensations anormales subjectives et les troubles objectifs constatés du côté du cœur. Parmi les cas de cet ordre observés par nous avec le professeur Potain chez les enfants de l'école Lallier, à l'hôpital Saint-Louis, nous rappellerons celui qui avait trait à un enfant chétif, souffrant de troubles dyspeptiques avec dilatation notable de l'estomac. Le cœur était très augmenté de volume, et, à l'auscultation, on entendait un bruit de choc diastolique, indice de la dilatation cardiaque qui si souvent accompagne les perturbations gastriques.

Le plus souvent, c'est à une alimentation mal réglée, trop copieuse, qu'il faut s'en prendre. Aussi doit-on. dans les cas où l'on a lieu de soupçonner un rapport intime entre les troubles cardiaques et le mauvais fonctionnement de l'estomac, s'en tenir aux principes formulés par les différentes commissions qui, en 1889, se sont occupées de la ration alimentaire dans les lycées.

Ces commissions ont décidé en principe que l'alimentation chez les jeunes sujets devait être fortement réparatrice (ration d'entretien et d'accroissement, déperdition par le travail intellectuel); dans l'application, ces commissions ont proposé de fixer ainsi la quantité de viande à donner aux jeunes sujets.

Pour les grands....................	200 gr.
Pour les moyens de 11 à 16 ans......	160
Pour les petits de 7 à 11 ans.........	120

Les trois autres cinquièmes des matières azotées doivent être fournis par des substances animales moins nourrissantes, comme les œufs, le poisson la volaille, ou végétaux, pain, pâtes, légumes, fruits.

Pour le vin les commissions ont proposé d'en donner à chaque repas 16 centilitres aux grands, 12 aux moyens et 10 aux petits. Elles se sont prononcées contre l'usage « de l'abondance ». Enfin la durée des repas a été considérée comme trop courte et les commissions l'ont fixée à une heure vingt-cinq pour les quatre repas, soit : quinze minutes pour le déjeuner, trente pour le dîner, dix pour le goûter, trente pour le souper.

Parmi les autres causes capables d'exercer sur le cœur une influence fâcheuse, nous avons, après divers auteurs (Motais, Tissié, Huchard), noté l'influence des déviations causées par des attitudes défectueuses. Il ne faudrait cependant pas croire que ces déviations, comme l'ont pensé Ollivier et Huchard, agissent toujours par le fait du développement incomplet de la cage thoracique. Quand il s'agit de manifestations rachitiques, cette cause s'exerce au même titre que les autres troubles gastriques, intestinaux, etc., qui impressionnent si défavorablement le cœur. Dans les autres cas les troubles cardiaques résultent bien plutôt de la gêne à l'hématose déterminée par la position vicieuse de certains sujets dans la station assise. Dally a fait à ce sujet la critique de l'écriture à l'anglaise. Il a montré que pour tracer les caractères très inclinés, les jeunes sujets sont forcés de s'asseoir de côté en s'appuyant sur la fesse gauche et en inclinant la tête du même côté, Le coude correspondant s'avance afin de maintenir le pupitre tandis que le droit s'applique contre le tronc. Dans cette position la libre expansion du thorax est gênée au plus haut point. Le sujet est maintenu dans une sorte de demi-position d'effort qui, en se prolongeant, peut à coup sûr déterminer de la stase dans la petite circulation et parfois même un peu de distension cardiaque. Pour Motais (d'Angers) les accidents cardiaques se produiraient plutôt par l'intermédiaire de troubles dyspeptiques causés par la mauvaise attitude. On constate en effet que :

1° Par l'inclinaison latérale du tronc, le rebord des fausses côtes gauches descend jusqu'au contact de la crête iliaque. La grosse tubérosité de l'estomac est donc refoulée sur la rate et sur la masse intestinale correspondante :

2° Que, dans la courbure du tronc en avant, un pli se forme sur la partie la plus élevée de la paroi abdominale, suivant à peu près le rebord des fausses côtes jusqu'au creux épigastrique. La paroi antérieure de l'estomac participe nécessairement à cette inflexion.

Cette double déviation apporte une gêne mécanique aux mouvements de l'estomac. Le fonctionnement des viscères thoraciques, en particulier celui du cœur, est également compromis. D'autre part, la flexion et la torsion exagérées du cou compriment les gros vaisseaux de cette région.

Toutes ces conditions produisent une gêne cardio-pulmonaire qui se traduit par des palpitations, de la dyspnée, etc.

En résumé, quel que soit son mode d'action, le rôle de ces attitudes scolaires défectueuses dans le développement des troubles cardiaques est évident. Aussi tous les efforts doivent-ils chercher à les rectifier, quoique les tentatives du médecin restent souvent infructueuses. Il faudrait suivre à la lettre les prescriptions de Rochard, c'est-à-dire :

1° Ne pas prolonger aussi longtemps les études, mais les entrecouper par de petites récréations.

2° Donner aux enfants des tables en rapport avec leur taille.

3° Renoncer à l'écriture anglaise, prendre l'écriture droite sur papier droit, le corps droit.

Il nous reste à traiter un point très important : c'est celui de la réglementation des exercices, de la gymnastique et des jeux de l'enfant. En cela le principe qui dirigera notre conduite consistera à n'apporter aucune perturbation transitoire ou définitive au fonctionnement du cœur, à ne provoquer ou n'entretenir aucune palpitation, en un mot à ne nuire en rien au développement harmonieux et symétrique des viscères et des membres pendant la période de croissance.

Il y a à ce sujet quelques données générales qu'il importe de connaître lorsque l'on veut régler cette question des exercices dans le jeune âge. Nous allons tenter de les exposer.

Ce qui caractérise la merveilleuse puissance vitale des jeunes sujets, c'est l'extrême facilité avec laquelle la circulation s'adapte aux variations du mouvement, au passage du repos à l'activité. Mais, d'autre part, ce qui est la marque propre aussi d'un organisme encore incomplètement développé, c'est l'impossibilité de persister dans l'effort. Aussi le mouvement devra-t-il être réglé différemment suivant les âges. L'expérience nous en apporte continuellement la preuve. Lagrange raconte qu'en 1870, dans certains bataillons de réserve où avaient été incorporés des sujets d'âge varié, on les voyait résister très différemment aussi aux diverses sortes d'exercices. Des hommes ayant dépassé la quarantaine n'étaient jamais en arrière dans les marches les plus longues et présentaient en cela une résistance plus grande que les jeunes gens. « Mais leur supériorité disparaissait aussitôt que les manœuvres prenaient la forme d'un exercice de vitesse. Le « pas gymnastique » était la terreur de ces vétérans bénévoles; après une ou deux minutes de course, on les voyait quitter les rangs et s'arrêter essoufflés, pendant que les jeunes qu'ils laissaient derrière eux dans les longues marches au pas continuaient longtemps encore sans ressentir aucune gêne respiratoire. »

Ces diverses considérations doivent nous guider dans le choix des mouvements et des exercices qu'il faut prescrire ou défendre aux jeunes sujets. Empêcher chez eux toute gymnastique ou tout mouvement basé sur le phénomène de l'effort prolongé : favoriser la gymnastique et les mouvements qui demandent la souplesse, l'agilité, avec participation facile des mouvements respiratoires, mais avoir soin de graduer cette gymnastique et ce mouvement d'après les règles d'un entraînement méthodique adapté à chaque sujet.

Il ne sera pas difficile d'observer l'application de ces principes généraux dans le détail des exercices à prescrire aux jeunes gens.

La commission du régime des lycées a très sagement réglé le temps à consacrer dans les diverses classes au travail, aux repas, au sommeil et aux besoins demandés par les récréations, les exercices et les soins de toilette. Pour les classes primaires (7 à 8 ans) elle a demandé pour ces derniers besoins sept heures trente-cinq par jour. Pour les classes élémentaires (9 à 10 ans) six heures trente-cinq, pour les classes de grammaire (11, 12 et 13 ans) cinq heures trente-cinq, pour les classes de troisième de deuxième et de mathématiques (14 et 15 ans) cinq heures trente-cinq, pour la rhétorique, la philosophie, les mathématiques spéciales (16 à 17 ans), quatre heures trente-cinq. Ces données nous paraissent judicieusement établies : reste à savoir si l'on en tient compte d'une façon suffisante. Mosso dit que dans beaucoup de collèges d'Italie le travail intellectuel occupe onze heures par jour, ce qui certainement dépasse de beaucoup la limite physiologique de l'attention.

En acceptant la répartition telle que la commission de 1889 l'a proposée, il s'agit de savoir de quelle façon les exercices pourront être prescrits et quelle sera la nature de ces exercices.

C'est à la gymnastique que nous nous adresserons tout d'abord; elle est très en honneur dans les lycées et collèges de France, sur le papier, sans doute, car elle s'y pratique d'une façon intermittente et défectueuse. Relativement au sujet qui nous occupe, c'est-à-dire l'influence des mouvements de la gymnastique sur le développement du système cardio-vasculaire des jeunes sujets, on peut affirmer que la gymnastique dite française est de tous points déplorable. Elle a deux défauts capitaux : le premier c'est d'être essentiellement fondée sur l'effort dans l'attitude de l'expiration, le second c'est d'être constituée par des mouvements incoordonnés. Elle consiste surtout, comme l'on sait, en mouvements de suspension. Le point d'appui est pris sur les mains (trapèze, anneaux ou barre fixe), la force se trouve dans les muscles de l'épaule, la résistance dans le poids du corps à soulever. Dans ces conditions la respiration est naturellement arrêtée et par là même, la circulation sanguine est ralentie.

Si l'effort se prolonge, et il se prolonge toujours trop, le cerveau se congestionne, des bourdonnements d'oreilles, des éblouissements surviennent. Quand le sujet lâche l'appui et tombe à terre, on entend quelquefois, dit Tissié, un bruit caractéristique : c'est l'air qui s'engouffre dans les poumons après expulsion de la masse gazeuse emprisonnée. En un mot la gymnastique française est avant tout congestive : à peine supportable pour les adultes, elle est dangereuse pour les enfants. De plus, comme le fait remarquer Tissié, c'est souvent après les repas, dans les sociétés de gymnastique notamment, que les séances ont lieu. La gymnastique française aux agrès asphyxie et déforme; ceux qui la pratiquent ont « le dos rond » et les épaules voûtées en avant (Tissié). Les exercices de voltige qu'on a adjoints à la gymnastique aux agrès présentent les mêmes inconvénients avec des dangers en plus.

Quant aux exercices dits d'assouplissements, ils sont pratiqués d'une façon inefficace et tout à fait empirique.

La pratique de la gymnastique française telle qu'elle existait jadis dans les lycées et collèges est contraire aux principes de la physiologie du système cardio-vasculaire : elle doit disparaître ou subir de profondes modifications.

La gymnastique anglaise présente d'autres inconvénients : mais ils sont tels qu'on peut y remédier par une surveillance attentive et un entraînement méthodique.

On sait que, dans la gymnastique anglaise, les mouvements, toujours de plain pied, se font en terrain découvert (marche, course, sauts, ascensions, etc.). La respiration n'est jamais gênée, mais comme il s'agit le plus souvent d'exercices de vitesse, la tendance aux palpitations peut apparaître si on n'a pas soin de modérer les exercices au début. On a fait à cette gymnastique deux sortes de reproches; tout d'abord on l'a trouvée dangereuse; en effet, certaines sortes de jeu, le foot-ball notamment, ont causé de nombreux accidents, mais ceci est affaire de surveillance et l'on n'est pas forcé d'accepter sans discussion tous les exercices anglais : de plus, comme M. Tissié, nous pensons « qu'on peut jouer sans se mettre mutuellement hors de combat ». On a dit de plus que cette gymnastique pouvait prédisposer à des troubles cardiaques. La faute en est un peu aux médecins : ceux-ci n'ont pas manqué de mettre sur le compte d'exercices nouvellement entrés dans la pratique et souvent un peu effrayants pour les mères, des troubles cardiaques essentiellement passagers et qu'une surveillance un peu attentive peut prévenir ou atténuer rapidement. Nous reviendrons sur cette question en étudiant les influences diverses que peuvent avoir les jeux chez les jeunes sujets.

La gymnastique suédoise, dont on a beaucoup parlé ces dernières années, est-elle une gymnastique recommandable pour les jeunes sujets et peut-elle tenir lieu de tout autre exercice? Elle constitue comme l'on sait une méthode complète ayant ses diverses parties, hygiénique ou pédagogique, médicale, militaire, athlétique ou mimique. Elle s'adresse surtout au train inférieur et elle s'exécute de plain pied. Elle tient compte de la nécessité d'une respiration plus active suivant les mouvements ordonnés; elle s'attache à ne pas développer une masse musculaire aux dépens d'une autre; elle est en un mot essentiellement scientifique et logique.

Pour l'enfant en bonne santé la gymnastique suédoise, faite sous l'œil du pédagogue et réglée comme un devoir, présente par cela même peu d'intérêt, malgré son incontestable utilité. Par contre, comme nous le verrons lorsque l'enfant présente des phénomènes anormaux d'essoufflement par suite d'un développement pulmonaire insuffisant, ou par le fait d'une lésion cardiaque, ces pratiques de gymnastique peuvent être tellement favorables, que l'on peut oublier le médiocre intérêt qu'elles offrent pour n'en examiner que les bons effets.

En résumé, la gymnastique qui nous paraît la meilleure est celle qui, tout en tenant compte des données physiologiques que nous avons rappelées au début de cette étude, permet aussi à l'enfant de se distraire. Nous réprouvons la gymnastique française pour le jeune garçon et plus encore pour la jeune fille, parce qu'elle est une gymnastique d'effort n'agissant que sur les membres supérieurs, parce que modérée elle est tout à fait inutile, parce que excessive elle est nuisible.

Nous réservons la gymnastique suédoise aux cas où le médecin doit intervenir pour remédier à des phénomènes pathologiques.

Enfin, nous estimons que la gymnastique dite anglaise offre aux jeunes sujets toutes les garanties possibles pour un développement normal du corps sans fatigue du système cardio-vasculaire. Mais il ne faut pas croire que la gymnastique anglaise soit exclusivement composée de mouvements ou d'exercices contraires à nos habitudes. Loin de là, elle comporte tout une série de jeux essentiellement français qu'il nous suffira de régler un peu pour en faire la meilleure gymnastique qui soit au monde, c'est-à-dire un ensemble de mouvements de plain pied, en plein air, en commun, assurément récréatifs pour l'enfant. Les seuls inconvénients en peuvent être parfois la trop longue durée ou l'excessive violence.

La question étant ainsi limitée, il nous reste

encore à savoir quels sont les jeux ou exercices qui auront le moins de chance de troubler le libre fonctionnement du cœur chez les jeunes sujets sains ou prédisposés aux palpitations. La marche est, de tous les exercices, celui qui paraît le plus naturel; c'est aussi celui qui peut être le mieux gradué. Mais la marche a plusieurs inconvénients. Tout d'abord, pour être profitable, il faut qu'elle soit poussée assez loin, et elle demande alors beaucoup de temps : d'autre part elle n'est véritablement une récréation que pour l'adulte ou l'homme mûr qui peut trouver une compensation à sa monotonie dans l'aspect du pays ou dans la conversation.

Nous utilisons cependant très volontiers la marche dans les deux circonstances suivantes :

1° Lorsque nous avons affaire à un jeune sujet convalescent d'une maladie aiguë et pour lequel nous craignons les efforts intempestifs ou le surmenage inconscient. Le convalescent peut régler lui-même sa marche, car suivant que l'essoufflement ou les palpitations, signes d'une adaptation cardio-pulmonaire imparfaite, apparaîtront, il saura de lui-même ralentir ou accélérer le pas, se reposer ou s'arrêter, ce qu'il ne ferait pas avec tout autre exercice : l'escrime, la course ou la bicyclette.

2° Enfin nous utilisons très volontiers la marche comme *exercice d'épreuve* dans le cas où notre attention a été appelée sur l'existence possible de lésions ou de troubles cardiaques. La marche, prescrite à une allure modérée ou rapide et soutenue pendant un temps plus ou moins prolongé, nous a souvent permis de juger de la force de résistance du cœur des jeunes sujets. Elle nous apprend bien souvent si l'on peut permettre tels ou tels des exercices pour lesquels on demande notre avis. Mais il nous paraît surtout nécessaire d'utiliser l'épreuve de la marche comme pierre de touche dans le cas où l'enfant est atteint de cardiopathie. Nous reviendrons d'ailleurs ultérieurement sur ce sujet.

La course est le plus violent des exercices : c'est celui que l'enfant accomplit avec le plus de plaisir, l'homme mûr avec le plus de répugnance. C'est que la course exige non seulement l'intégrité parfaite du cœur, des vaisseaux et des poumons, mais aussi le fonctionnement physiologique complet de tous ces organes. Or, le système cardio-vasculaire et les poumons perdent rapidement cette merveilleuse facilité d'adaptation qu'ils ont dans le jeune âge. Mais il faut se souvenir que si la course à une allure modérée conserve à peu près invariable le rapport qu'il y a entre les mouvements de la respiration et ceux de la circulation il n'en est plus de même lorsque l'allure est précipitée. Dans ce cas la course ne peut se soutenir que par le phénomène physiologique de l'effort, c'est-à-dire en ralentissant la phase inspiratoire de la respiration. (Lagrange.)

A l'état de repos, les deux temps de la respiration sont rigoureusement égaux; or, quand on observe un homme qui court au moment où il est sur le point de cesser son exercice faute de souffle, on remarque que son rythme respiratoire a complètement changé. Chez lui l'inspiration est beaucoup plus longue que l'expiration. S'il s'efforce de ralentir sa respiration, il peut prolonger très longuement le temps pendant lequel l'air entre dans la poitrine, mais il lui est impossible de prolonger le temps pendant lequel il en sort. Une inspiration involontaire attire de nouveau de l'air dans la poitrine, avant que celui qui y était contenu n'ait eu le temps d'en sortir en totalité. L'homme qui s'observe lui-même pendant un exercice violent a ainsi la sensation de ne pouvoir parvenir à vider complètement son poumon. Ces considérations doivent nous faire rejeter l'exercice de la course prolongée jusqu'à l'essoufflement. Mais il ne faut pas oublier qu'elle doit entrer comme élément dans la plupart des exercices du corps chez les enfants. Le mieux sera donc de choisir les jeux dans lesquels la course alterne avec des périodes de repos. Le jeu de barre, et encore mieux le jeu de la paume, qui a l'avantage d'unir les mouvements des membres supérieurs à ceux des membres inférieurs, seront donc à cet égard des jeux de choix.

L'escrime est un exercice plus agréable pour les adolescents que pour les enfants. C'est aussi un exercice qui leur convient mieux qu'à ces derniers. Il exige en effet, en même temps que de l'agilité, une certaine force et il sera, comme nous le verrons, un des meilleurs exercices que l'adulte puisse adopter. Lorsqu'on pratique l'escrime avec mesure, il est bien exceptionnel qu'elle provoque des troubles du système circulatoire. Son inconvénient le plus notable est qu'elle se pratique habituellement dans des endroits clos, parfois au milieu de la poussière; elle peut alors créer un réel danger d'infection par contagion : mais cet inconvénient peut être écarté par une large aération des salles et par un nettoyage fréquent des parquets au linge mouillé.

Parmi les exercices ou jeux qui se font au grand air, il en est trois dont nous devons dire encore quelques mots. C'est l'équitation, l'aviron et la bicyclette. L'équitation ne peut être en tout cas qu'un exercice d'exception; elle ne convient pas aux tout jeunes sujets, chez lesquels elle provoque trop souvent des accidents. Chez les adolescents l'équitation peut être recommandée, car elle demande l'union d'une certaine souplesse à des efforts musculaires modérés; elle développe le maintien, l'harmonie des mouvements, exige une respiration active sans essouffler, et par là prédispose peu aux palpitations. Comme, d'autre part cet exercice demande un certain coup d'œil, de la possession de soi-même et du sang-froid, nous le recommandons volontiers comme méthode de luxe, chez les jeunes sujets nerveux, palpitants, mais indemnes de toute lésion cardiaque.

Comme le dit Lagrange, « l'aviron est un des exercices qui mérite le plus d'être recommandé au point de vue hygiénique, parce qu'il s'adapte à peu près à toutes les indications de l'âge et du tempérament ». Il a cet avantage, comme la marche, de permettre toutes les allures, et l'on sait que les mêmes différences individuelles se manifestent ici, l'enfant et le jeune homme étant aptes aux courses de vitesse, l'adulte aux courses de fond. Aussi toutes les fois qu'il sera possible, conseillons-nous de recourir pour les enfants à l'exercice de l'aviron. Il a le gros avantage de se pratiquer en plein air, de demander la participation de presque tous les muscles de l'économie, de permettre à la respiration de s'accélérer suivant les nécessités, et enfin de pouvoir être entrecoupé par des repos fréquents. A ce titre il donne rarement lieu à des palpitations et les phénomènes de la dilatation cardiaque avec cœur forcé sont ici facilement évités lorsque l'on observe les précautions d'ordre général dont nous parlerons ultérieurement, c'est-à-dire lorsqu'on évite les allures trop rapides et les luttes à l'aviron, surtout s'il n'y a pas eu d'entraînement préalable.

La bicyclette a été tour à tour considérée comme un exercice de choix et aussi jugée coupable des plus grands méfaits. Nous verrons, dans un autre chapitre, dans quelle mesure la bicyclette peut être autorisée chez les sujets atteints de cardiopathie. Mais souvent il arrive aux médecins d'être interrogés sur une autre question ; les jeunes sujets peuvent-ils se livrer impunément à l'exercice de la bicyclette, dans quelle mesure celle-ci développe-t-elle ou fait-elle naître les palpitations ou la fatigue cardiaque?

Des exemples ont été rapportés qui ont semblé prouver que, dans un certain nombre de cas, la bicyclette avait eu une influence non douteuse sur le développement de palpitations persistantes chez des jeunes sujets. M. H. Petit a entrepris à ce sujet une étude qui montre que les individus atteints de cardiopathie peuvent présenter, à la suite de course en bicyclette, des accidents plus ou moins graves et parfois mortels. Chez des sujets indemnes, les accidents sont plus rares : cependant ils peuvent se manifester même chez des adolescents et, fréquemment alors, c'est sous forme de palpitations et de tachycardie qu'on les voit se montrer.

Tous les auteurs ont noté que les courses un peu prolongées en bicyclette déterminent parfois.

chez les jeunes sujets, une exagération du nombre des battements cardiaques. Legendre, dès 1893, avait noté la possibilité de modifications transitoires ou durables dans le rythme des battements à la suite des exercices, et notamment de la bicyclette. « Les troubles de l'appareil circulatoire sont les plus frappants par leur brusque apparition et leur intensité ; les plus ordinaires sont des accès de palpitations, toujours éveillés par l'exercice, les premiers sont généralement provoqués par une séance trop prolongée de cycle, de course ou de foot-ball ; ils sont modérément violents et cessent assez vite par le repos ; mais, si l'on n'y prend garde, ils deviennent de plus en plus fréquents, même avec un exercice mitigé, et ne prennent fin qu'après une suspension prolongée des exercices qui les avaient provoqués. » Dans la discussion qui eut lieu à la Société médicale des hôpitaux le 4 juin 1897, à la suite des faits rapportés par M. Petit, plusieurs auteurs signalèrent encore des faits de tachycardie survenus à la suite de la bicyclette : la plupart du temps il s'agissait d'adultes, mais les observations relatives aux jeunes sujets n'étaient pas non plus exceptionnelles. Pour notre part nous avons pu en constater deux exemples également intéressants.

Dans le premier il s'agissait d'un jeune homme fervent bicycliste, que les longues courses n'effrayaient pas, bien qu'elles provoquassent une exagération assez notable des battements cardiaques, qui atteignaient 130 à la minute. Mais ces crises tachycardiques cessaient rapidement, et, après une demi-heure environ le cœur reprenait son rythme normal. Un jour cependant, à la suite d'une course sinon plus longue, du moins un peu plus rapide, les battements s'exagérèrent au point d'atteindre 150 ou 160 pulsations à la minute. Cette exagération s'accompagnait d'une sensation angoissante accompagnée de dyspnée. La crise dura jusqu'au lendemain, puis tout rentra dans l'ordre. L'examen attentif de ce jeune homme ne permit de reconnaître l'existense d'aucune lésion organique, cardiaque ou autre; rien dans les antécédents ne pouvaient faire soupçonner l'existence d'une faiblesse myocardique quelconque; le jeune sujet était simplement nerveux et très facilement impressionnable.

Nous jugeâmes bon de défendre l'usage de la bicyclette, et depuis ce temps les crises tachycardiques ne se sont pas produites.

Dans un second cas les accidents se sont manifestés d'une autre façon, avec moins de gravité apparente peut-être pour le présent, mais en laissant une vive inquiétude pour l'avenir. Il s'agissait d'un jeune homme également indemne en apparence de toute tare cardiaque et qui, dans des courses antérieures en bicyclette, n'avait jamais été atteint que de quelques palpitations légères et transitoires. Un jour, à la suite d'une course qui n'était ni trop prolongée ni trop rapide, une tachycardie s'établit, à forme paroxystique; elle durait encore lorsque nous vîmes le malade, trois mois après le début des accidents. Les périodes de tachycardie et de pose se succédaient presque de minute en minute. Le pouls battait de 120 à 130 pendant vingt ou trente secondes; puis, pendant un même laps de temps ou à peu près il retombait à 60 ou 65. Alternativement la pression artérielle s'abaissait et s'élevait, allant de 10 pendant les crises à 14 ou 15 dans l'intervalle de celles-ci. Le malade avait habituellement conscience, mais non toujours, du moment où la tachycardie s'établissait. L'examen objectif ne révélait rien d'anormal, il n'y avait pas de faux pas du cœur il n'existait pas de dilatation anormale de l'organe. L'état général paraissait bon mais l'essoufflement était habituel et s'exagérait dans les mouvements un peu précipités.

Nous pûmes examiner ce jeune homme pendant un mois; au bout de ce temps, malgré tous nos efforts, les accidents persistaient comme au premier jour.

Que faut-il faire pour empêcher de jeunes sujets sains en apparence d'être aussi péniblement affectés. On doit ici, plus encore que pour les autres excercices, suivre les préceptes généraux que nous énumérerons tout à l'heure en résumant cette longue discussion. Mais il faut se souvenir avant tout que la bicyclette a le gros inconvénient de rendre le sujet inconscient de sa propre fatigue. Le docteur Tissier dit avec raison que cet exercice produit une sorte d'inhibition de certaines parties du cerveau et détermine un véritable état d'automatisme par suite duquel la conscience de certaines sensations physiques s'engourdit, de même que la pensée s'obnubile. Ainsi donc le surmenage survient avant que le sujet en ait conscience.

« C'est la douleur et la fatigue qui préviennent le danger, dit le professeur Debove ; elles manquent dans la bicyclette. »

En résumé les jeux que l'on pourra encourager de préférence sont les barres, les différents jeux de paume et de balle, en un mot les jeux français. Aux adolescents on peut permettre en plus l'escrime, la lutte, l'équitation et indistinctement à tous les sujets l'aviron.

Chez les jeunes filles, à qui la course ne convient pas, le saut à la corde, le volant peuvent être permis, et surtout — lorsqu'ils sont possibles, — le cricket et le tennis.

Tous ces jeux et exercices comportent des recommandations d'ordre général ou spécial qu'il ne faut pas oublier. Tout d'abord aucun d'entre eux ne doit être transformé en sport. Le professeur Bouchard a dit avec grande raison : « Si les jeux scolaires doivent avoir leur part dans l'éducation physique, c'est à la condition de rester des jeux et de ne pas dégénérer en luttes pour la conquête d'une primauté.

« C'est à la condition aussi que ces jeux ne deviennent pas des spectacles. S'ils sont une lutte, ils exaltent l'égoïsme et l'orgueil; s'ils sont un spectacle, ils développent la vanité et la sottise. Comprise ainsi, l'éducation physique serait le contre pied de l'éducation morale ».

Faire appel à l'amour-propre par l'organisation des matchs, des lendits, etc., c'est exciter l'émulation et entraîner l'abus dans l'exercice. Aussi le Congrès pour l'avancement des sciences (Caen, 1893) a-t-il sagement fait de voter le vœu, proposé par M. Legendre, qui demande d'encourager l'exercice, mais de faire la guerre au sport dans les établissement scolaires.

On doit aussi tenir la main à ce que les enfants ne s'adonnent aux exercices qu'avec des enfants de leur âge. Cette recommandation est surtout importante lorsqu'il s'agit de la bicyclette.

Enfin il est nécessaire d'examiner le cœur des jeunes sujets qui doivent se livrer à des exercices un peu actifs, surtout s'ils ont été atteints antérieurement ou récemment d'une maladie infectieuse quelconque : cet examen ne doit pas se faire exclusivement au repos. Il faut, dans les cas douteux, procéder à des excercices de marche un peu rapide; voir avant et après l'exercice quel est le volume du cœur et s'il a subides variations; se rendre compte du degré de la tachycardie, s'il en existe, et surtout voir si cette tachycardie a tendance à persister. Le professeur Bouchard est d'avis de défendre les exercices violents à tout enfant qui, après une épreuve, accuse 160 pulsations à la minute ; à plus forte raison nous paraît-il nécessaire d'être strict à ce sujet lorsque dans la soirée, et surtout le lendemain, le chiffre des pulsations n'est pas revenu complètement à la normale. Mais, comme le fait remarquer Legendre, il ne faut pas se fier à une seule épreuve : l'entraînement méthodique est capable d'augmenter rapidement la force de résistance des jeunes sujets. En cela il convient de s'en rapporter aux avis donnés par le professeur Potain :

« L'exercice, dit-il, est bon et convenablement mesuré lorsque le malaise ou la fatigue qu'il a causés ont entièrement disparu avant que l'exercice soit repris. Il est exagéré et doit être réduit s'il laisse encore le lendemain et au moment de le reprendre quelque indice de perturbation que décèlent l'examen du pouls et du cœur ou la sensation du malade. C'est d'après cela, à mon avis, qu'il convient de se guider. » Mais pour de pareilles observations le médecin a besoin d'être exactement renseigné et il est nécessaire que l'éducateur qui surveille l'enfant dans son travail physique comme dans son travail intellectuel attire l'attention sur les phénomènes anormaux qu'il aura pu remarquer chez les jeunes sujets au cours de leurs exercices.

Lorsque l'enfant dont on doit surveiller l'hygiène scolaire aura été atteint d'une affection du cœur confirmée, malformation, lésion valvulaire, symphyse cardiaque, myocardite, etc., les prescriptions devront être encore plus précises.

Les affections congénitales rendent malheureusement l'enfant incapable de tout exercice un peu actif et font de lui un infirme dont les jours sont trop souvent comptés. Encore faut-il, comme le recommande Weill, lui prescrire une vie calme dans un bon climat et au grand air. Il faut surtout éviter tout exercice violent; la course, l'escrime, la gymnastique, l'équitation : avoir soin de faire vivre l'enfant dans des températures moyennes; stimuler les fonctions cutanées par les massages et les frictions; user modérément de l'hydrothérapie; défendre l'application des révulsifs; éviter tous ces traitements qui vont à l'encontre du but, augmentent la dyspnée et favorisent la syncope. Si la dyspnée s'établit malgré tout, il faut prescrire le repos absolu, la diète et combattre les accidents par des moyens appropriés.

Lorsqu'il s'agit des cardiopathies qui permettent une plus longue existence, les prescriptions hygiéniques sont plus délicates à formuler. En effet, on risque, en immobilisant l'enfant, de laisser la croissance s'effectuer en dehors des conditions qui lui permettent d'être normale et régulière : l'enfant tenu par une prudence exagérée à l'écart des jeux de son âge reste chétif, maussade et s'étiole. Chez les jeunes filles, lorsqu'on aura constaté un rétrécissement mitral, l'inactivité, la vie à l'air confiné, favorisent au plus haut degré l'établissement de cette chlorose secondaire si fréquente dans la maladie qui nous occupe.

Si la lésion paraît bien supportée, il faut engager les parents à ne pas trop restreindre l'activité de l'enfant, leur fixer les limites dans lesquelles le mouvement est possible et surtout avoir soin d'empêcher les récidives de la maladie première (s'il s'agit de rhumatisme). On sait que la chose n'est pas toujours facile. Certains enfants présentent, de dix à quinze ans, une facilité vraiment surprenante à souffrir d'attaques réitérées de rhumatisme, et trop souvent à chaque reprise le cœur reçoit encore les contre-coups de la maladie. Il faut alors être toujours en éveil : surveiller les maux de gorge, les torticolis, les douleurs de croissance, et leur opposer de suite une médication appropriée. Dans ces cas, l'examen attentif du cœur s'impose et le repos complet est nécessaire dès qu'apparaît la moindre menace d'accident.

Lorsque l'enfant paraît définitivement éloigné de toute crise rhumatismale, il faut prescrire une hygiène alimentaire et diététique sévère.

L'alimentation devra être nourrissante et peu copieuse, constituée par des viandes plutôt que par des graisses et des féculents. Les repas devront être plus nombreux, afin que celui du soir soit moins chargé ; la tranquillité de la nuit en dépend souvent et le sommeil n'en sera que plus calme. Les excitants du cœur : thé, café et alcool seront proscrits, de même que les boissons gazeuses. Enfin, il faudra surveiller avec soin les fonctions intestinales et empêcher que la constipation ne s'établisse.

A l'école, il faudra, plus encore que pour les autres enfants, surveiller les attitudes vicieuses qui, pour les raisons que nous avons dites, peuvent influer d'une façon fâcheuse sur le fonctionnement du cœur. Pour des raisons identiques, le travail cérébral sera aussi à régler d'une façon méthodique : on devra éviter tout surmenage auquel l'enfant résisterait moins bien et qui serait nuisible à son cœur.

Il reste à régler la question de la vie au grand air et des exercices.

Il arrive très souvent que l'on est consulté sur la question de savoir comment et dans quelle mesure on peut permettre, aux enfants atteints de cardiopathie, la vie au grand air et les jeux de leur âge. A cela il ne peut pas y avoir de réponses uniformes. S'il est bien certain qu'il faut restreindre au minimum l'activité chez les jeunes sujets atteints de lésions congénitales du cœur, il n'en est pas de même lorsqu'il s'agit d'enfants porteurs de lésions cardiaques banales. Si l'on a affaire à des lésions complexes (lésions mitrales et lésions aortiques, lésions valvulaires avec symphyse cardiaque, etc.), il faut se rendre un compte aussi exact que possible de l'état du myocarde : l'affaiblissement marqué de la tension artérielle, les irrégularités du pouls avec faux-pas du cœur, la tendance au vertige sont des phénomènes qui indiquent habituellement un fonctionnement défectueux du muscle cardiaque et cette constatation est grave d'ordinaire chez les enfants dont le cœur est habituellement si résistant. A ces sujets, on pourra permettre la vie au grand air, la marche, les promenades sans fatigue, les jeux simples ne nécessitant pas de grands efforts respiratoires. Même dans ces cas, si l'on voit que l'enfant supporte bien les premiers exercices qu'on lui aura permis, on pourra progressivement autoriser la course fréquemment interrompue, le jeu de barres, les courtes séances d'escrime, mais on surveillera toujours leurs effets sur le cœur et on se tiendra prêt à interrompre l'exercice aux premiers signes alarmants.

C'est dans des cas pareils que nous utilisons

volontiers les ressources de la gymnastique suédoise. Celle-ci, comme nous l'avons vu, a pour inconvénient de se pratiquer isolément et par là d'être souvent ennuyeuse pour l'enfant : mais elle a, par contre, le grand avantage de ne pouvoir être nocive et de s'adapter exactement aux forces du sujet. Nous avons d'ailleurs étudié cette question avec tous les développements qu'elle comporte dans un autre chapitre de ce livre. Mais nous répéterons cependant que nous jugeons utile d'ajouter aux mouvements de la gymnastique le massage qui facilite la circulation périphérique et diminue le travail du cœur. Il n'est pas douteux que c'est dans ces cas, où l'adaptation de l'organisme à une lésion cardiaque grave du cœur se fait difficilement, que l'on obtiendra les meilleurs effets de cette médication par l'exercice. Il serait aussi dangereux d'abandonner l'enfant aux exercices violents que de le maintenir dans une inactivité complète; aussi doit-on lui prescrire l'exercice, mais sous forme de jeux anodins, de mouvements gymnastiques qu'une personne compétente devra toujours surveiller.

Dans la grosse majorité des cas, lorsque la lésion cardiaque n'est pas trop profonde, l'adaptation de l'organisme se fait avec une merveilleuse facilité, la croissance s'effectue sans fatigue cardiaque apparente. On a prétendu que le secret d'une pareille résistance résidait dans la facilité avec laquelle l'hypertrophie compensatrice se produit. Or cette hypothèse ne répond pas à la réalité.

Que les jeunes sujets résistent parfaitement à des lésions cardiaques graves, c'est ce que l'expérimentation et la clinique nous ont depuis longtemps appris. Heinricius, établissant une circulation artificielle dans des cœurs de fœtus de chien et de lapin, a vu les contractions cardiaques se prolonger très longtemps. En outre, le cœur tétanisé reprenait rapidement son rythme dès qu'on cessait l'excitation. Mais, si cette résistance du cœur des jeunes sujets est certaine, il n'en faut pas conclure qu'elle se produise uniquement par le procédé de l'hypertrophie compensatrice. C'est un point que nous avons élucidé dans un travail fait avec le professeur Potain. En effet, avons-nous dit, lorsque les lésions valvulaires ne sont compliquées d'aucune lésion péricardique ni myocardique, l'hypertrophie cardiaque consécutive n'est pas plus marquée que chez l'adulte.

Une jeune fille de quinze ans avait été atteinte dans l'enfance d'un rhumatisme grave, qui laissa à sa suite une endocardite chronique avec insuffisance aortique persistante. Chez cette malade la surface de la matité précordiale, mesurée à cinq reprises, donnait en :

Juin	1886.	60 c. q.	(8 ans)	au lieu de	42 (chiffre moyen).
Janvier	1888.	63 —	(10 —)	—	46 —
Mai	1889.	69 —	(11 —)	—	48 —
Août	1891.	88 —	(13 —)	—	50 à 66 —
Août	1893.	85 —	(15 —)	—	74 —

Pendant ce temps la jeune fille avait considérablement grandi; elle avait acquis la taille de sa mère, qui elle-même était fort grande.

La lésion avait déterminé tout d'abord une augmentation assez rapide du cœur; mais dans les années suivantes le travail de l'hypertrophie s'était ralenti et c'est à peine si, à quinze ans, étant donnée la haute taille de la jeune fille, l'accroissement du volume pouvait être considéré comme sortant des limites physiologiques.

Nous avons observé un fait analogue chez un jeune garçon atteint d'insuffisance mitrale. Le volume du cœur, qui s'était tout d'abord assez notablement accru, augmenta encore par la suite, mais bien plus lentement, de sorte que, quelques années plus tard, l'hypertrophie, manifeste encore, n'était plus que très modérée. Chez ces deux sujets le travail de la croissance n'avait nullement influencé l'augmentation de volume, déterminée par la lésion chronique valvulaire.

C'est que, chez l'enfant, plus encore que chez l'adulte, le secret de la résistance de l'organisme aux lésions chroniques organiques du cœur réside bien moins dans un travail exagéré de l'organe lui-même que dans l'adaptation de l'économie tout entière et du système vasculaire périphérique en particulier aux conditions circulatoires nouvelles créées par la lésion. L'augmentation de volume du cœur, constatée au début de l'endocardite chronique, correspond à un certain degré de dilatation cardiaque plus encore qu'à de l'hypertrophie. Plus tard, lorsque l'influence morbide se répartit sur tout l'arbre circulatoire et que la compensation s'établit par l'adaptation de la circulation périphérique tout entière, le travail cardiaque diminue et il ne reste plus qu'une hypertrophie réelle, mais souvent très modérée. (Potain et Vaquez.)

A de tels sujets il est permis de laisser une plus grande liberté ; on leur permettra les mouvements, non pas pour favoriser l'hypertrophie cardiaque puisqu'elle n'est pas nécessaire à la bonne santé des sujets et qu'elle se produira d'ailleurs infailliblement si les circonstances la nécessitent, mais parce qu'on doit favoriser une croissance normale et un développement régulier des organes.

Aussi, chez les enfants atteints de cardiopathie simple sans dégénérescence myocardique apparente, on pourra permettre des exercices un peu plus actifs. La gymnastique dite anglaise pourra être ici autorisée : mais on défendra les mouvements trop violents; le jeu de barres, le cricket, le tennis, par exemple, seront autorisés sans péril :

les courses de vitesse, le jeu de paume auraient plus d'inconvénients.

Enfin nous ne voyons pas de contre-indication formelle à ce qu'on laisse faire à l'enfant des petites marches ascensionnelles, pourvu qu'elles soient accomplies sans précipitation et ne dépassent pas les altitudes de 7 à 800 mètres.

De même l'escrime, l'équitation, le canotage seront autorisés, mais toujours sous la surveillance d'une personne avertie et prête à faire cesser l'exercice s'il occasionne de l'essoufflement et des palpitations un peu pénibles. C'est ici que l'entraînement bien compris peut reculer les limites de la résistance des sujets; on pourra voir de jeunes malades, qui supportaient difficilement dans les premières séances une ou deux reprises d'escrime ou quelques minutes d'aviron, s'habituer progressivement à ces exercices au point de ne pas en être plus incommodés que des sujets indemnes de toute tare cardiaque.

Parmi les exercices que nous défendons, nous citerons tout d'abord la natation et ensuite la bicyclette, bien que Sansom prétende que les jeunes cardiaques s'en trouvent souvent bien. Nous ne nous opposons pas à cette manière de voir, et comme Chapman nous dirions volontiers que la bicyclette, faite modérément en terrain plat sous la surveillance d'une personne prudente, ne peut pas être nuisible aux enfants atteints de cardiopathie non compliquée. Mais choisir continuellement son terrain, ne marcher que sous la surveillance d'une personne plus âgée, limiter ses courses à de petites promenades, c'est enlever bien vite tout intérêt à cet exercice. Puis il y a toujours un moment où l'enfant échappe à la surveillance et comme nous avons d'autres jeux préférables à lui offrir, nous estimons qu'on agira prudemment en lui défendant la bicyclette.

Les prescriptions hygiéniques relatives aux jeunes sujets atteints de troubles ou de lésions cardiaques pourraient se résumer en quelques mots :

1° Avant tout, se rendre un compte exact de la nature des troubles ou des lésions observés.

2° Ne permettre l'exercice qu'en deçà de la résistance des jeunes sujets et le régler par un entraînement progressif et prudent.

3° Rétrocéder dès que la dilatation cardiaque se révèle par les données de la percussion ou l'altération persistante du rythme.

Prescriptions communes aux cardiaques.
Vie courante. — Climats, habitation, vêtements.

Il est rare que l'on demande au médecin quel est le climat sous lequel le sujet atteint de lésion cardiaque pourra vivre avec le plus de sécurité.

Car, dans les classes pauvres, le choix n'est souvent pas possible, et dans les classes aisées il ne se pose qu'exceptionnellement d'ordinaire, à l'occasion d'une villégiature par exemple. Mais, même dans ces cas, il est utile d'être fixé sur ce point qui ne laisse pas d'être embarrassant.

Le cardiaque souffre de tout ce qui est excessif, la grande chaleur et le grand froid l'accablent; il supporte surtout mal les variations brusques de température; il en est de même des pressions barométriques trop élevées ou trop basses.

Il faudra donc éviter autant que possible les pays où la température est habituellement élevée : dans de tels pays certains malades, les aortiques notamment, sont affectés de sensations d'étouffements, de malaises respiratoires. Par contre les climats froids, humides, les brouillards, augmentant la vaso-constriction périphérique, demandent au cœur un travail plus énergique. Les sujets atteints d'affection mitrale ou surtout de cyanose supportent mal de pareils climats, sans compter que leur fâcheuse prédisposition aux bronchites, aux congestions pulmonaires, les exposent plus facilement aux complications. Il faut ajouter que les climats humides facilitent les reprises du rhumatisme chez les sujets qui en ont été antérieurement affectés. En résumé, les climats à température modérée et stable seront ceux qui conviendront le mieux aux cardiaques.

Pour l'altitude les recommandations à faire varient suivant les sujets. En règle générale, les stations au delà de 600 mètres sont nuisibles. Lagrange a noté avec raison que vers l'altitude de 1000 mètres, c'est-à-dire dans la région des sanatoria, il n'est pas rare de voir se révéler tout à coup, par de l'oppression et de la cyanose, des affections cardiaques qui étaient restées latentes jusque-là. Les effets de l'altitude sur l'appareil circulatoire sont alors les mêmes que ceux des exercices musculaires excessifs : ils se caractérisent par de l'accélération des battements du cœur, de l'essoufflement et de la tendance aux congestions viscérales. Souvent, même à cette hauteur, sous l'influence du repos, ces troubles circulatoires se calment et le cardiaque retrouve à nouveau le repos. Mais le mouvement ramène très facilement les accidents. Aussi ne devra-t-on pas, à moins d'indications formelles, prescrire les stations d'altitude. Les cardiaques pourront parfaitement vivre à des hauteurs variant de 300 à 600 mètres; Gérardmer, par exemple leur conviendra fort bien. (C. Paul.)

Pour les jeunes sujets atteints de lésions cardiaques, de sténose mitrale, par exemple, avec état anémique, chez lesquels l'air des montagnes peut être indiqué pour combattre la déglobulisation, on recommandera certains climats d'altitude, mais comme séjour et non comme lieu d'excursion.

Dans ces conditions, il faudra prescrire l'immobilité presque absolue, surtout dans les premiers jours. Si l'immobilisation ne fait pas disparaître la dyspnée et les troubles circulatoires il faudra se résoudre à recommander aux malades une altitude moins grande. Il est évident qu'il appartient au médecin de diriger de pareils traitements, car ils ne conviennent qu'à certains malades.

Le séjour au bord de la mer comporte de nombreuses contre-indications. Pour les malades dont l'infection rhumatismale n'est pas encore tout à fait éteinte ou menace de se rallumer, le voisinage de la mer est nuisible à cause de l'humidité et souvent même du froid qui favorise de nouvelles poussées articulaires. Or on sait que les récidives de rhumatisme s'accompagnent très facilement de complications endocardiques lorsque le cœur a déjà été touché dans les attaques antérieures.

Il est une autre catégorie de malades qui se trouvent souvent mal du séjour à la mer : ce sont ceux qui souffrent de palpitations. L'influence excitante de la mer se fait sentir chez eux d'une façon fâcheuse. L'accoutumance ne s'établit que très lentement, et somme toute il vaut mieux leur défendre une pareille villégiature.

Lorsque l'abstention n'est pas possible, on peut encore faire un choix dans les stations maritimes

Les plages de la Normandie devront être évitées, car la température y est changeante et l'air trop vif et trop excitant. Les plages de la Bretagne, avec leur climat plus régulier, plus doux, conviendront mieux, mais on sait que l'humidité y est d'ordinaire très grande. Somme toute, le littoral de l'Océan et celui du golfe de Gascogne conviendront surtout pour les stations d'été, le littoral de la Méditerranée pour les stations d'hiver. Mais il faut fuir ce dernier lorsque la température commence à s'élever. La plupart des cardiaques, surtout les aortiques, s'en trouvent d'ordinaire fort mal. En résumé la villégiature qui convient le mieux aux sujets atteints d'affection du cœur est la campagne, en terrain plat ou au voisinage de collines à pentes douces, aussi faut-il leur conseiller les stations de moyenne altitude, pourvu qu'ils y puissent trouver des promenades sans être exposés à monter et à descendre sans cesse.

Habitation. — Les prescriptions générales que nous venons de rappeler devront être encore observées dans le choix de l'habitation. Celle-ci se trouvera de préférence dans les endroits abrités, exposés au sud plutôt qu'au nord. On évitera les appartements humides. Les entre-sols un peu bas et surtout les rez-de-chaussée mal éclairés devront être spécialement interdits. Les pièces de l'habitation seront de préférence spacieuses et grandes pour que l'air y circule bien : la température sera en général modérée et régulière. Il est bon aussi que les malades s'habituent à dormir sur des matelas et des oreillers durs et rembourrés de crin.

Vêtements. — A ce sujet il n'est pas d'indications spéciales à formuler. Fraentzel croit utile de recommander l'usage de la flanelle, des chaussettes de laine et des chaussures à semelle très épaisse. Disons simplement que le malade doit éviter toute constriction d'une région quelconque du corps. Les vêtements trop ajustés, les corsets trop serrés provoquent de l'anhélation, de la gêne respiratoire et, par là même, déterminent des troubles circulatoires fâcheux. Nous savons que certains auteurs attribuaient à ces constrictions thoraciques les palpitations que l'on voit si fréquemment chez les jeunes soldats.

Hygiène alimentaire.

Nature des accidents. — Palpitations. — Dilatation cardiaque et asystolie.
Pathogénie des accidents. — Théorie mécanique. — Théorie de l'intoxication. — Théorie réflexe.
Prescriptions alimentaires : A. systématiques. — Régime lacté. — Cure de petit lait et raisins. — Régime des boissons. — B. Rationnelles. — Régime des obèses. — Alcool. — Café. — Thé. — Tabac.

L'hygiène alimentaire des cardiaques présente une importance de premier ordre. La nécessité d'un régime approprié s'impose si l'on réfléchit que d'une mauvaise alimentation peuvent résulter des troubles gastriques, hépatiques, rénaux, dont la répercussion sur le cœur est pour ainsi dire fatale.

Les relations qui existent entre les troubles gastriques et le fonctionnement du cœur sont si connues que nous n'y insisterons pas longuement. Cependant il est nécessaire d'en dire quelques mots car, faciles à dépister lorsque le cœur est sain, les troubles cardiaques qui résultent d'un mauvais fonctionnement de l'estomac sont d'un diagnostic plus délicat lorsque le cœur est déjà lésé. D'autre part, pour éviter cette fâcheuse répercussion si nuisible aux malades, il est utile d'en connaître les lois et les modalités cliniques. Souvent le traitement en découlera immédiatement et ce serait tenter une thérapeutique illusoire et nuisible que de prescrire au hasard.

TROUBLES CARDIAQUES D'ORIGINE GASTRIQUE. — Toute altération dans le fonctionnement normal de l'estomac, que celle-ci se manifeste par des phénomènes objectifs, moteurs, sensitifs ou chimiques, est capable de réaliser un complexus morbide dans lequel les symptômes cardiaques joueront un rôle plus ou moins important.

Parfois le rapport des accidents entre eux

pourra être nettement saisi, car le malade se plaint à la fois des deux organes : dans d'autres cas la sensibilité gastrique est pour ainsi dire émoussée ou bien la dyspepsie ne fournit pas matière suffisante à symptômes subjectifs, c'est alors l'organe secondairement atteint, le cœur, qui attirera seul l'attention du malade. Hâtons-nous de dire qu'heureusement, grâce aux travaux de Potain et de Barié, l'éveil a été donné : et l'on sait que chez tous les sujets atteints de palpitations, le premier soin doit être d'examiner l'état de l'estomac. Journellement aussi on aura à reconnaître la justesse de cette remarque due à Chomel : c'est que les palpitations peuvent être le symptôme unique d'une dyspepsie à tout autre égard absolument latente.

Ainsi, chez des sujets sains, les palpitations peuvent constituer une des réactions les plus habituelles des troubles gastriques sur le cœur. C'est ce qu'on voit surtout chez les femmes.

Parfois les battements sont simplement plus forts et plus accélérés; d'autres fois ils sont irréguliers et intermittents.

Dans certains cas le phénomène de la palpitation, qui n'est, après tout, constitué que par des « battements du cœur, sensibles et incommodes pour le malade », comme l'a dit si justement Laënnec, se complique d'une véritable crise tachycardique. Klemperer cite un cas dans lequel deux ou trois heures après les repas le pouls battait jusqu'à 200 fois par minute. Preisendöfer, Vincent, etc., ont cité des faits analogues.

Le ralentissement du pouls ne serait pas non plus un phénomène exceptionnel.

Les phénomènes douloureux qui peuvent accompagner les troubles dyspeptiques ont été décrits par les auteurs sous le nom de pseudo-angine de poitrine. Comme Hayem et Lion, nous pensons qu'il ne s'agit là que d'une des formes de la gastralgie, toutes réserves faites, cependant, pour les cas où les troubles cardiaques s'accompagnent d'une dilatation notable de l'organe.

En regard de ces cas où le cœur n'est touché que dans son rythme et la fréquence de ses battements, il en est d'autres où l'influence nocive de l'estomac se manifeste par une dilatation des cavités cardiaques, accompagnée ou non de ses symptômes habituels, angoisse, dyspnée, tendances à la cyanose, œdème des membres inférieurs, etc. On reconnaît là le tableau de l'asystolie aiguë d'origine gastrique si bien décrite par le professeur Potain. On sait que cette variété de troubles cardiaques, spéciale surtout à la femme, apparaît dans des conditions assez particulières, chez les chlorotiques notamment, ou chez les anciennes dyspeptiques; qu'elle peut être provoquée par le simple contact d'un aliment irritant pris en petite quantité; que l'abondance de la nourriture n'y est en général pour rien et que, lorsque les accidents se répètent, ils peuvent aboutir à la production d'une cardiopathie chronique.

Si ces accidents ne sont pas exceptionnels chez des sujets indemnes de toute lésion cardiaque, combien seront-ils plus fréquents et plus graves chez les sujets atteints d'une affection valvulaire chronique, d'une altération quelconque du myocarde, en un mot d'une tare cardiaque qui favorise l'éclosion des accidents et en double les effets?

Il importe d'insister sur ce point, car trop souvent on se contente d'expliquer la présence ou l'intensité des palpitations par l'affection cardiaque même, sans songer cependant que la lésion pourrait facilement exister sans qu'elle se manifestât par des palpitations. Pour expliquer leur apparition il faut un intermédiaire, et cet intermédiaire est souvent l'estomac.

Que l'on examine ces jeunes femmes qui, atteintes de rétrécissement mitral, se plaignent de palpitations, et plus souvent qu'on ne le croit, on trouvera les troubles gastro-intestinaux comme cause efficiente et réelle de ces palpitations. Souvent le cycle des accidents est complet; l'estomac souffre par le cœur (stase gastrique) et le cœur souffre par l'estomac (palpitations). Que l'on donne alors l'aliment qui, par excellence, diminue les stases viscérales et atténue les réflexes, le lait, et l'on pourra voir comme par enchantement disparaître la série des symptômes morbides.

D'autre part, la dilatation cardiaque consécutive aux troubles gastriques n'est souvent, chez les cardiaques avérés, que le début d'une asystolie dont les conséquences sont grosses de danger. Si les malades de l'hôpital entrent fréquemment dans l'asystolie à la suite d'un surmenage physique, les malades de la ville, par contre, manifestent de la même façon les effets de l'intolérance cardiaque à la suite d'un écart de régime. Sous ce mot d'ailleurs nous ne voulons pas cacher un excès ou un abus quelconque, mais parfois une simple erreur ou un oubli. Dans le service de médecine de la Maternité nous avons vu une malade atteinte d'une lésion mitrale et toujours en instance d'insuffisance cardiaque, présenter un véritable accès d'asystolie pour avoir mangé quelques fruits indigestes en dehors du régime lacté qui lui avait été prescrit, et qui, depuis plusieurs semaines, la maintenait dans un état d'équilibre circulatoire à peu près parfait.

Aussi ne faudra-t-il jamais oublier dans l'examen complet d'un cardiaque en état d'asystolie de rechercher la cause occasionnelle de l'accès; ce sera toujours pour le présent, et souvent pour l'avenir, un renseignement pratique de premier ordre. Or, comme nous venons de le dire, cette cause occasionnelle réside souvent dans l'estomac.

Les auteurs ne sont pas absolument d'accord sur la pathogénie de ces troubles cardiaques d'origine gastrique. Certains pensent que la compression du cœur par l'estomac distendu peut suffire à les expliquer. M. Hayem estime, entre autres, que cette distension de l'estomac peut agir, non pas tant par la compression du cœur que par l'immobilisation du poumon due au refoulement du diaphragme. Il dit n'avoir jamais vu, pour sa part, de troubles cardiaques que dans des cas de grande dilatation ou dans les formes tympaniques des gastrites anciennes. Cette *théorie mécanique* n'est pas admise par M. Potain : « Voyez, dit-il, les malades porteurs d'une ascite considérable ; l'abdomen est rempli de liquide, le jeu du diaphragme est notablement gêné, la respiration est fréquente et courte, et cependant les palpitations chez eux sont exceptionnelles ».

Pour d'autres, il faudrait invoquer l'*influence toxique* des fermentations gastro-intestinales sur les centres d'innervation du cœur. M. Huchard aurait tendance à expliquer certains troubles vasculaires avec dyspnée et retentissements cardiaques plus ou moins lointains par des intoxications d'origine alimentaire. Mais c'est mettre au second plan le rôle si important de l'insuffisance rénale, car, en y regardant de près, la plupart des observations qu'il rapporte à ce sujet ont le plus grand point de ressemblance avec la dyspnée des urémiques. Quoi qu'il en soit, il ne faut pas rejeter complètement la théorie de l'influence toxique des aliments ou des poisons du tube digestif quand on voit le café ou le thé déterminer si facilement des troubles cardiaques avec des manifestations cliniques variables.

S'il y a lieu de discuter l'influence des fermentations gastro-intestinales sur le cœur, il n'en est plus de même lorsqu'il s'agit de l'influence de ces fermentations sur les scléroses viscérales. Nous laisserons de côté ce qui concerne la sclérose rénale, bien que la stase rénale habituelle aux cardiaques soit à un haut degré capable de fixer sur cet organe l'influence sclérosante des divers produits toxiques, microbiens ou non, qui peuvent circuler dans l'organisme. On sait, en effet, que la sclérose rénale est rare dans le cours des affections mitrales et que, si elle apparaît avec certaines sclérose cardiaques et surtout au cours de l'artério-sclérose, sa pathogénie est toute spéciale et n'a plus rien à faire avec le sujet qui nous occupe.

Mais ce qu'il nous faut surtout connaître, c'est la cirrhose hépatique et les causes qui la provoquent.

En nous plaçant au point de vue de l'anatomie pathologique générale, il nous paraît difficile d'admettre que la stase viscérale, même portée au point où on la voit si souvent dans le foie, soit capable de produire à elle seule, quelles que soient les idées qu'on se fasse de l'inflammation, une sclérose plus ou moins systématisée. Par contre, l'histoire des cirrhoses hépatiques est là pour nous l'apprendre, les infections les plus bénignes, les intoxications les plus légères, pourvu qu'elles soient répétées, sont au plus haut degré productrices de sclérose.

Comme l'a dit Chauffard, une cirrhose veineuse du foie relève toujours d'une intoxication préalable par poison exogène, par auto-intoxication ou par toxi-infection. Cette intoxication, pour devenir sclérogène, doit agir à petites doses, et pendant un temps prolongé.

Chez les sujets atteints d'affections cardiaques, les causes d'auto-intoxication sont multiples. Les troubles dyspeptiques si bien étudiés par Hanot et Boix sont à coup sûr au premier plan. On doit invoquer en plus la diminution de l'activité fonctionnelle du foie, liée aux troubles de la circulation et qui rend l'organe inapte à la destruction des poisons exogènes ou endogènes. Nous en avons fréquemment la preuve dans l'apparition rapide des accidents hépatiques chez les cardiaques à la suite d'un excès alcoolique ou d'un écart de régime. On voit donc combien il est important de surveiller le fonctionnement de l'estomac chez les sujets atteints d'affections cardiaques.

La *théorie réflexe* est celle qui a paru répondre de la façon la plus complète aux données de la clinique comme à celles de la physiologie expérimentale.

M. Potain a cité des cas où les phénomènes morbides, calmés par le régime lacté, reparaissaient par l'ingestion de la plus petite bouchée de viande, d'une pilule, d'un corps solide quelconque. Pour lui, le point de départ du réflexe serait l'excitation du pneumo-gastrique stomacal, qui peut agir sur le cœur seul par l'intermédiaire de ses propres filets, ou sur le poumon et le cœur par l'intermédiaire des filets vaso-constricteurs provenant du grand sympathique.

Le spasme des capillaires du poumon détermine la dyspnée par insuffisance de la circulation pulmonaire, il provoque en même temps une tension exagérée dans le système de l'artère pulmonaire et conséquemment la dilatation, puis l'hypertrophie du ventricule droit.

Expérimentalement, Barié a montré que la paroi abdominale étant ouverte par une boutonnière chez le chien, l'excitation du foie détermine une accentuation très nette du deuxième bruit de l'artère pulmonaire perceptible à l'auscultation.

Les expériences de Morel ont nettement établi

que l'excitation électrique du foie ou de l'intestin détermine une élévation de la pression sanguine dans l'artère pulmonaire. Pour lui la marche centripète des excitations hépatiques, gastriques, etc., se fait par les filets du grand sympathique qui vont au système médullaire. De là elle se réfléchit sur l'appareil cardio-pulmonaire. La voie de retour du réflexe se fait par la moelle cervicale. Nous n'insisterons pas plus longuement sur ces recherches qui montrent la relation de la sensibilité viscérale et l'innervation cardiaque. Les expériences de Goltz, de Naumann, de Claude Bernard, de Tarchanoff ont mis en lumière ce phénomène physiologique et pathologique si important. Le mémoire de François Franck, en rapportant des faits nouveaux et en contrôlant les anciens, en a fait un chapitre des plus intéressants de la physiologie et le plus riche en déduction pathologique de toute nature.

Nous voyons, en résumé, que si la pathogénie des troubles cardiaques chez les dyspeptiques n'est pas entièrement élucidée, on peut admettre que leur cause n'est pas univoque et que l'action mécanique, l'influence toxique et l'action nerveuse entrent chacune pour une part variable dans l'explication des accidents. Aussi en conclurons-nous que les règles générales de l'alimentation chez les cardiaques doivent nous engager à proscrire tout aliment capable de surcharger ou de distendre l'estomac, d'y déterminer des fermentations anormales ou de provoquer des troubles réflexes de quelque intensité; c'est ce que nous verrons dans les conclusions de cet article.

TROUBLES GASTRIQUES D'ORIGINE CARDIAQUE. — Les diverses maladies du cœur sont capables de déterminer des troubles dans le fonctionnement de l'estomac. Ces accidents sont aussi fréquents dans les affections aortiques que dans les affections mitrales.

On a noté depuis longtemps la fréquence des troubles dyspeptiques chez les malades atteints d'affection de l'aorte. Leard y insistait déjà dès 1867, et pour lui la dysepsie serait six fois plus fréquente chez les aortiques que chez les mitraux. De même Germain Sée admet que ces gastropathies initiales seraient presque l'apanage exclusif des aortiques. Si l'on revoit la description qu'en ont donnée ces auteurs, d'après l'aspect paroxystique et essentiellement douloureux de ces troubles, on sera vite convaincu que, comme le dit Hautecœur, il s'agit là de complications en rapport avec des lésions généralisées du système artériel et non avec une simple lésion valvulaire cardiaque. De fait, si nous avons vu quelquefois des troubles gastriques répondant à cette description, cela n'a jamais été que dans le cas d'aortite thoracique ou abdominale.

Mais ce qui est d'observation plus courante, c'est de constater, dans le cours des affections mitrales, l'apparition des troubles gastriques caractérisés par de l'inappétence et de la lenteur de digestion. Ces accidents ne se manifestent guère qu'aux approches de troubles circulatoires sérieux. A ce titre il est important de les dépister, car ils s'expliquent par une stase veineuse commençante et sont les symptômes avant-coureurs de phénomènes plus graves.

Hautecœur a bien étudié ces troubles gastriques liés aux affections mitrales. Il a montré qu'ils sont caractérisés surtout par un certain degré d'anorexie avec lenteur de la digestion, ballonnement du ventre après les repas et pesanteur de l'estomac. La viande paraît surtout mal digérée et souvent les malades recherchent, dans des aliments épicés ou vinaigrés, un excitant à leur digestion paresseuse. La sensation de douleurs gastriques revêt souvent l'aspect si pénible de la « barre épigastrique », et peut interrompre tout travail. Des vomissements, quoiqu'ils ne soient parfois pas très fréquents, apparaissent alors à la fin de la période de la digestion et sont purement alimentaires, parfois légèrement striés de sang. L'examen objectif permet de reconnaître l'existence du ballonnement épigastrique avec distension plus ou moins marquée de l'estomac, qui peut être sensible à la palpation. Les recherches de Hufler (d'Erlangen) ont montré que l'acide chlorhydrique ne se trouvait jamais à l'état libre dans l'estomac des cardiaques et que les accidents étaient surtout caractérisés par une hypochlorhydrie habituelle.

Cette parésie gastrique liée à la stase viscérale se complique le plus souvent d'une parésie intestinale qui reconnaît la même cause et qui se manifeste par une constipation opiniâtre.

Nous avons dit l'importance qu'il y avait à reconnaître ces troubles gastro-intestinaux, car ils sont souvent le prélude d'accidents circulatoires plus graves : ce qui le prouve bien, c'est que souvent, à cet état, ils sont susceptibles de disparaître sous l'influence d'une médication cardiaque appropriée; mais ce qu'il faut savoir aussi, c'est que l'emploi de la digitale, ou de la théobromine, fait sans discernement, est capable de les entretenir et de les aggraver.

Il est d'autres affections cardiaques dans lesquelles les troubles dyspeptiques tiennent une place encore plus importante : nous voulons parler des accidents que l'on observe chez les obèses, avec surcharge graisseuse du cœur, et chez les sujets atteints de sclérose cardiaque. Souvent, chez ces malades, les symptômes cardiaques et gastriques sont étroitement unis. Il est alors bien difficile de savoir si c'est l'estomac qui dérègle le cœur ou si ce n'est pas le cœur qui trouble l'estomac. Qu'il nous suffise de dire que les prescriptions alimentaires et diététiques ont souvent aussi une double action et que leur bon effet retentit aussi bien sur le cœur que sur l'estomac.

On voit donc, comme nous l'avons dit au début de cette étude, quelle connexion étroite il y a entre les troubles de l'estomac et le mauvais fonctionnement du cœur. Partis de l'un ou l'autre de ces organes, les accidents initiaux y reviennent, aggravés par la multiplicité des phénomènes surajoutés, et par leur persistance même, si le médecin ne sait pas, par une hygiène thérapeutique appropriée, rompre ce cercle morbide et rétablir une harmonie nécessaire au bon fonctionnement de l'organisme.

Les *prescriptions alimentaires* à formuler au cours des diverses cardiopathies ont paru avoir une telle importance que certains procédés thérapeutiques des affections cardiaques sont fondés sur *des méthodes systématiques* d'alimentation que nous passerons d'abord en revue.

Le *régime lacté* a été recommandé depuis longtemps comme capable, sinon de guérir les maladies du cœur, du moins d'en atténuer longtemps les effets et d'en combattre les manifestations les plus graves. Teissier d'abord, puis Serre, Dieudonné, Pechoba, Debove, ont montré les grands bénéfices que l'on pouvait retirer de l'emploi du lait.

Nous savons aujourd'hui que le régime lacté absolu constitue une des meilleures méthodes thérapeutiques des affections cardiaques primitives ou secondaires à certaines phases de leur évolution, et que le régime lacté partiel est un moyen à la fois très précieux d'aider à la guérison des accidents et d'en prévenir le retour.

Régime lacté exclusif. — L'alimentation exclusivement lactée présente, au point de vue du fonctionnement du système circulatoire du rein et de l'estomac, des avantages inappréciables que nous allons passer rapidement en revue.

Relativement à la circulation on sait que le lait, à moins d'être pris en trop grande quantité, ne détermine aucune augmentation de la tension artérielle. Son action diurétique s'exerce sans participation apparente de l'énergie cardiaque ou vasculaire. A ce point de vue, c'est donc un sédatif puissant.

D'autre part la digestion gastrique et intestinale du lait s'effectue dans des conditions qui sont d'une sécurité parfaite pour l'organisme.

Le lait réduit au minimum les fermentations et la putréfaction intestinales (Martini, Winternitz), et cette diminution est proportionnelle à la quantité de lait ingéré, l'examen de l'urine en est alors la preuve : pendant le régime lacté le scatol, l'indol disparaissent de l'urine. Plus récemment Gilbert et Dominici ont montré que le nombre des microbes diminuait considérablement chez les sujets soumis au régime lacté.

Ces auteurs ont recherché quel est le nombre des microbes que contiennent dans ces conditions les matières fécales; ils ont trouvé :

	Par mill.
Le premier jour du régime lacté.	67 000 micr.
Le deuxième jour —	14 000 —
Le troisième jour —	5 000 —
Le quatrième jour —	4 000 —
Le cinquième jour —	2 500 —

Le régime lacté présente également, au point de vue de la digestion stomacale, des avantages inappréciables. Nous laisserons de côté ce qui a trait aux transformations chimiques, et nous dirons seulement que sa rapidité d'absorption est, pour le sujet qui nous occupe, d'un incontestable intérêt.

Pour Reichmann, 300 centimètres cubes de lait cru ne quitteraient l'estomac qu'au bout de quatre heures, bien que la digestion soit complète après trois heures. Le lait bouilli serait d'une digestion un peu plus rapide. Mais Richet et Dujardin-Beaumetz admettent que le temps de la digestion est beaucoup plus rapide. Pour le premier de ces auteurs, le lait ne resterait guère plus d'une heure dans l'estomac, et après ce temps le travail digestif irait s'achever dans l'intestin, grâce à l'action probable du suc pancréatique. Pour Dujardin-Beaumetz, un demi-litre de lait cru ne resterait pas plus d'une heure dans l'estomac; le lait bouilli (à cause de la disparition des gaz par ébullition) serait moins rapidement digéré.

Le régime lacté présente un autre grand avantage : celui de ménager la fonction hépatique, car la coloration pâle ou faiblement teintée des selles indique une très faible activité de la sécrétion biliaire. Enfin, la diminution des fermentations intestinales, l'appauvrissement de la flore bactérienne, résultant de son emploi, réduisent au minimum l'activité des processus sclérosant capables d'agir sur le foie et d'en altérer la structure.

Nous n'insisterons pas sur l'action rénale du régime lacté; comme on le sait, le lait est le diurétique par excellence, puisque la quantité de liquide rendu est supérieure à la quantité de lait ingéré; d'autre part, nous l'avons dit aussi, cette action, due principalement à la lactose, comme l'ont montré Charles Richet et Moutard-Martin, s'effectue sans modification du sang ni de la pression artérielle.

Ajoutons enfin que, d'après Charrin, Roger et Surmont, le lait diminurait la toxicité urinaire.

Les inconvénients du régime lacté sont d'ordinaire purement accidentels et assez faciles à éviter dans la majorité des cas. Ils tiennent surtout à la répugnance de certains malades plutôt qu'à une véritable intolérance gastrique. Nous verrons tout à l'heure la façon d'y remédier. Disons enfin que le lait peut constituer une alimentation suffisante et parfaitement capable de faire face à l'activité pleine et entière du sujet.

Quand on veut prescrire le régime lacté exclusif, il faut avoir soin d'indiquer d'une façon exacte la quantité, le mode d'administration et les moyens adjuvants auxquels on peut avoir recours, sinon, dans la majorité des cas, on courra à un échec presque certain.

La quantité nécessaire à l'entretien peut être aisément fixée. En effet, en nous référant aux chiffres de Mathieu, nous savons que la ration normale d'entretien doit contenir, en prenant les chiffres extrêmes indiqués par les divers auteurs :

Substances albuminoïdes, de...	100 à 120 gr.
Substances grasses, de.........	40 à 55 —
Hydrates de carbone, de.......	375 à 500 —

D'autre part, les différents laits ont, d'après le tableau donné par Gautier, en moyenne et en chiffres ronds, la composition suivante par litre, en grammes :

	Femme.	Vache.	Anesse.	Chèvre.
	—	—	—	—
Substances albuminoïdes..	20	30	20	87
Substances grasses.......	45	40	15	85
Sucre de lait.............	70	55	58	27

Dans ces conditions, la quantité voulue de lait pour représenter chacune des substances fondamentales entrant dans la composition du régime normal serait la suivante :

	Femme.	Vache.	Anesse.	Chèvre.
	—	—	—	—
Subst. album.	5 à 6 lit.	2 à 3 lit.	5 à 6 lit.	1 lit. 50
Graisse.......	1,50	1,50	3	0,75
Sucre de lait..	5 à 6	6 à 7	6 à 7	16

Si, avec le lait de vache, on ordonne 4 litres par jour, ce qui représente une dose assez souvent usitée, on obtient (Mathieu) :

Substances albuminoïdes......	200 gr.
Graisse......................	160 —
Sucre de lait................	220 —

En résumé, il y a un excès de substances azotées, un excès plus considérable encore de substances grasses et un notable déficit d'hydrate de carbone.

Comme le fait remarquer Mathieu, il est possible que les substances grasses remplacent partiellement les hydrates de carbone dans les oxydations et la dynamogénie, mais encore faut-il qu'elles soient absorbées et digérées. En résumé cependant les hydrates de carbone seront toujours en quantité un peu insuffisante, et on n'a guère intérêt à trop augmenter la quantité de lait à prendre ; car on amènerait ainsi une répugnance insurmontable et une intolérance gastrique rapide.

Ainsi quand on voudra prescrire le régime lacté absolu, on ordonnera de 2 à 3 litres de lait de vache, en y ajoutant si l'on veut un peu de sucre de lait pour combler le déficit en hydrate de carbone lorsque le malade doit conserver une existence active. Au début, on fera bien de commencer par 1 litre et demi à 2 litres de lait en augmentant d'un demi-litre tous les jours jusqu'à la dose indiquée. On prescrira aussi de prendre le lait par petits repas à intervalles égaux : par exemple une tasse de 200 grammes toutes les deux heures, cette tasse devant être prise en quelques minutes et non tout d'un coup. Au début, pour faciliter la digestion, on pourra joindre un peu d'eau de chaux, surtout s'il y a des phénomènes d'hyperchlorhydrie. Souvent aussi, cette légère addition d'eau de chaux suffira à faire disparaître la diarrhée, ou à la prévenir. Il vaut mieux donner le lait froid et non sucré ; le lait chaud exige en général l'addition d'un peu de sucre. De même, il vaudra mieux prescrire le lait cru, car, comme nous l'avons vu, l'ébullition fait coaguler certains principes albuminoïdes et diminue un peu la digestibilité. Cependant, si l'on n'est pas sûr de la pureté du lait, on devra le faire bouillir, à moins de faire usage du lait stérilisé, qui offre plus de garantie, mais pour lequel, nous devons le dire, les malades ont trop souvent une répugnance rapide.

Il n'est pas mauvais d'écrémer le lait aussi complètement que possible; cela ne gêne en rien, au contraire, sa digestibilité, et les malades le prennent avec plus de goût.

Pour vaincre la répugnance que présentent certains sujets pour le régime lacté longtemps prolongé, les auteurs ont conseillé l'adjonction, soit d'un peu de café, de thé ou de quelques gouttes de rhum, de kirsch, d'anisette, de cognac, d'essence de menthe, de vanille, etc. Nous devons dire que, à l'exception du thé, ces petits moyens sont souvent bien illusoires; les malades les quittent tour à tour pour en prendre d'autres, et pour en revenir enfin au lait pur. Le mieux est encore, à l'exemple du professeur Potain, d'encourager le malade à persévérer dans le régime, sans l'engager à corriger le goût du lait, tout en le laissant libre cependant de faire les diverses tentatives que nous avons indiquées plus haut et qui ne peuvent d'ailleurs pas lui être nuisibles. Lorsqu'il y a une intolérance trop absolue pour le régime lacté, on a conseillé d'user de certains aliments dérivés du lait : le koumys et le képhir, par exemple; ces aliments, qui peuvent trouver leur indication dans certaines affections gastriques, ne pourront guère être employés chez les cardiaques, ou seront pris seulement d'une façon très transitoire.

Les *indications* du régime lacté absolu dans le

cours des affections cardiaques ont été très nettement données par le professeur Potain.

Cet auteur a montré que le régime lacté employé exclusivement, pouvait être, dans un grand nombre de cas, d'un très utile secours; mais qu'il était par contre tout à fait inutile chez certains cardiaques, auxquels il ne saurait apporter aucun soulagement.

1° Dans les névroses cardiaques primitives, palpitations des hystériques et des hypocondriaques ou dans les différentes formes de la maladie de Basedow, s'il n'y a pas de fatigue cardiaque exagérée ou de troubles gastriques concomitants, on ne peut attendre aucun service signalé de l'emploi méthodique du lait; il faut cependant faire exception pour les palpitations qui ont leur point de départ dans des troubles gastriques.

2° Dans les maladies organiques du cœur comprenant, outre les lésions d'orifice qui font obstacle à la progression régulière du sang à travers les cavités cardiaques, toutes les altérations persistantes de la musculature qui diminuent la puissance contractile du cœur et aussi les symphyses péricardiques ou autres lésions extérieures qui entravent ses mouvements, le régime lacté exclusif n'est pas forcément indiqué du fait même de ces lésions. Mais si celles-ci déterminent des œdèmes ou des hydropisies avec diminution de l'activité rénale, stase hépatique et dilatation cardiaque, le régime lacté absolu est à utiliser concurremment avec les autres procédés thérapeutiques que l'on mettra en œuvre.

Comme nous l'avons déjà indiqué, le régime lacté ne saurait être une médication transitoire; une fois qu'on s'est résolu à le prescrire, il faut savoir en prolonger l'effet pendant des semaines si l'on veut en retirer un bénéfice durable. Lorsqu'on abandonnera le régime lacté exclusif, ce sera pour revenir au régime lacté partiel tel que nous l'exposerons tout à l'heure.

3° Le régime lacté exclusif présente enfin trois séries d'indications très nettes que nous allons passer successivement en revue.

A. — Dans les troubles gastriques (palpitations ou dilatations d'origine gastro-hépatiques) à retentissement cardiaque, le régime lacté, comme l'ont depuis longtemps indiqué Potain et Barié, peut faire merveille : il agit doublement sur l'estomac, dont il diminue la sensibilité, et sur le cœur, dont il règle les mouvements.

B. — Dans toutes les maladies infectieuses qui s'accompagnent de complications inflammatoires du côté du cœur ou du péricarde, le régime lacté absolu devra être prescrit tant que l'on n'aura pas lieu de croire à la cessation complète des accidents.

C. — Dans les affections chroniques du cœur et des vaisseaux s'accompagnant de sclérose artérielle et cardiaque, surtout dans les cas où le rein semble être touché, le régime lacté absolu devra être prescrit d'après deux ordres d'indications très formelles.

Tout d'abord l'apparition de troubles mécaniques, stase veineuse, œdème, avec diminution des urines et dilatation cardiaque, nous feront conclure à l'affaiblissement progressif du myocarde nécessitant l'emploi du lait. Enfin, dans tous les cas où les symptômes objectifs ou subjectifs (céphalées habituelles, dyspnées périodiques ou paroxystiques, diarrhées sanguinolentes, hypertension excessive) feront reconnaître l'insuffisance de la dépuration urinaire et l'imminence des phénomènes d'intoxication urémique, le régime lacté absolu s'imposera également et il ne devra pas être abandonné tant qu'il n'aura pas produit son plein effet.

Telles sont les indications générales de la médication lactée absolue dans les différentes maladies du cœur. Dans tous ces cas il faudra la prescrire suivant les règles que nous avons posées au début de cette étude et en ayant soin qu'aucune autre alimentation ne soit donnée, sous peine de perdre tout le bénéfice de cette médication systématique. En effet la médication lactée n'agit pas exclusivement comme diurétique, et c'est avec la plus grande justesse que le professeur Potain dit à ce sujet : « Jusqu'à plus ample informé, il me paraît que le lait agit moins comme diurétique, en raison des substances qu'il contient, qu'à titre d'aliment innocent et en ne fournissant dans les matières extractives qu'il livre à l'élimination rénale rien qui stimule et excite par trop le rein. En sorte que l'addition d'un aliment à cet égard nuisible annihile à peu près complètement l'heureux effet du lait. »

Le régime lacté mixte. — Le régime lacté mixte a pour but d'ajouter au régime certains aliments qui ne se trouvent pas dans le lait et de permettre aux malades de profiter encore pendant un certain temps des bons effets, atténués pourtant, de ce dernier aliment.

Quelles que soient ses indications le régime lacté mixte, partiel, consistera dans l'administration d'un litre et demi à deux litres de lait pris entre les repas plutôt qu'au moment des repas, car il est alors souvent mal digéré. Comme autres aliments, on permettra par exemple des potages au lait avec tapioca, semoule, farine de riz, etc.; on adjoindra à cela des légumes en purée, des œufs, quelques fruits, puis de la viande en petite quantité, et surtout, comme le recommande Huchard, au repas de midi.

Il faudra éviter de laisser prendre des bouillons ou potages gras en excès, des viandes faisandées, marinées ou peu cuites, des poissons de mer, des conserves alimentaires, etc., et avant de modifier ou d'augmenter l'alimentation on devra toujours en surveiller les effets sur le malade. Les indications du régime lacté mixte n'ont rien de spécial, si ce n'est pour un cas où nous le prescrivons assez volontiers : c'est lorsqu'il s'agit de cardiaques aortiques ou mitraux ou d'artério-scléreux qui présentent des phénomènes plus ou moins marqués de stase gastrique avec état dyspeptique s'accompagnant ou non d'une tendance à la congestion hépatique.

Dans tous les autres cas le régime lacté mixte est indiqué chaque fois que l'on vient de faire subir au malade une cure lactée exclusive d'une durée plus ou moins longue. C'est alors pour ainsi dire « un régime d'épreuve » permettant de tâter la sensibilité du malade et d'avancer ou de reculer dans les prescriptions alimentaires suivant ce que l'on aura constaté.

Cure de petit-lait et cure de raisins. — Ces cures ont été très en honneur jadis comme traitement systématique des affections cardiaques ou de certaines complications de ces maladies.

Petit-lait. — Le lait abandonné à l'air se coagule. Le coagulum composé de beurre et de caséine surnage au-dessus d'un liquide jaune-verdâtre qui est le petit-lait. Celui-ci ne renferme plus que de l'eau, une faible quantité de caséine, le sucre de lait et des sels (chlorure de potassium et phosphate de chaux). Artificiellement on l'obtient en faisant bouillir le lait de vache et en le faisant coaguler au moyen d'une solution d'acide citrique à 1/8. Il ne doit pas être acide et contient 45 grammes de sucre de lait pour 1 litre. La cure de petit-lait se pratique surtout en Suisse et dans le Tyrol. Comme stations nous citerons Wiesbad, Interlaken, et en France, Allevard, Saint-Nectaire.

Le petit lait se prend légèrement sucré, coupé au début d'eau minérale, surtout d'une eau chlorurée sodique et gazeuse, parce qu'il est indigeste. On commence par 120 grammes le matin à jeun, puis une nouvelle dose est prise un quart d'heure après et l'on augmente ainsi graduellement.

Nous dirons pour mémoire qu'en Suisse et dans le Jura on a donné du petit-lait sous forme de bain dans le cas de palpitations et de troubles nerveux du cœur.

Raisins. — Les cures de raisins se font spécialement en Suisse, à Montreux, Vevey, dans le Tyrol à Méran; en France il n'y a guère de stations appropriées; mais les raisins de Fontainebleau ou de Bourgogne peuvent être avantageusement utilisés.

La cure se fait surtout à la vigne le matin à jeun et à la rosée. Le malade, tout en se promenant, absorbera d'abord de une à deux livres, puis jusqu'à trois et huit livres par jour. Cette quantité sera prise en trois fois : une portion le matin une heure avant le petit déjeuner, une portion dans le cours de la matinée et une portion de trois à cinq heures.

Quelques médecins font prendre une quatrième portion après le repas du soir. On doit rejeter la peau et les grains non digestifs et irritants pour l'estomac.

Disons enfin que la cure peut être exclusive ou bien alors partielle et s'accompagner des aliments que nous avons prescrits dans le régime lacté mixte.

L'action de la cure de raisins comme celle de petit-lait serait favorable dans les affections cardiaques accompagnées de pléthore abdominale.

Le petit-lait agit comme laxatif (Traube). Quant aux raisins, ils déterminent tout d'abord une sensation de plénitude gastrique avec renvois gazeux, le pouls devient plus plein, plus fréquent et la sécrétion urinaire augmente. Bientôt apparaissent des selles diarrhéiques quotidiennes; alors les symptômes pénibles du début disparaissent et l'appétit revient : les selles sont d'autant plus nombreuses que les raisins mangés à jeun sont plus abondants et plus froids (Bauer). Comme nous l'avons dit, ces traitements ne sont guère indiqués que dans les cas de constipation habituelle avec congestion hépatique légère. Ils correspondent à peu près aux indications du régime lacté mixte.

Réduction des boissons. — Nous savons que la méthode d'Œrtel comprend un régime spécial basé sur la diminution des boissons ingérées. Son auteur pense restreindre par là la masse sanguine, combattre la tendance aux hydropisies et soulager le cœur. On produirait aussi une perte notable de graisse et une diurèse plus abondante. Ce dernier point a été contesté par tous les auteurs.

Comme le dit M. Potain, les observations précises ne justifient nullement l'opinion d'Œrtel. Il n'est pas exact que la masse du sang se règle directement par la quantité des liquides ingérés et surtout il est antiphysiologique de prétendre que la diète sèche et l'alimentation par la viande soient capables d'augmenter la diurèse. Mais il est bien certain que la quantité exagérée des boissons est une cause de fatigue pour l'estomac, qu'elle gêne le travail digestif et qu'elle peut par là troubler le rythme du cœur ou en provoquer la dilatation. D'autre part la réduction des boissons est, comme on le sait, une excellente méthode adjuvante dans le traitement de l'obésité. Aussi devrons-nous retenir en conclusion qu'elle doit être prescrite presque systématiquement dans tous les cas où l'on aura à combattre l'obésité et surtout la tendance à la surcharge graisseuse du cœur. Enfin, pour les autres affections du cœur et sans vouloir alors faire de cette méthode une méthode systématique, on se trouvera bien de recommander un usage très modéré des boissons aux repas.

Ce que l'on peut permettre. — En dehors des prescriptions spéciales dont nous venons de parler et qui n'ont trait qu'à des cas particuliers, il nous faut maintenant savoir, pour la pratique usuelle, quelles seront les recommandations que nous devrons faire aux malades atteints d'affection cardiaque pour les guider dans leur hygiène alimentaire.

Comme le dit Barié, « le régime alimentaire des malades atteints d'affection du cœur doit être substantiel et tonique, sans être trop copieux. C'est là le point capital qui doit régler toute l'alimentation ». Aussi devra-t-on prescrire des repas fractionnés et peu abondants.

Dans le régime alimentaire, il y a des choses à prescrire, mais il y a surtout des choses à défendre. Examinons tout d'abord les premières.

Les repas devront être au nombre de trois, celui du soir devant rester peu copieux.

Au repas du matin on pourra prendre du lait ou des laitages, du cacao additionné de pain grillé avec ou sans beurre. Dans la saison on pourra y joindre une ou deux grappes de raisin, et même si le malade le supporte, on pourra prescrire le raisin d'une façon plus exclusive et en plus grande quantité au premier repas.

Les deux autres repas peuvent se composer de

viandes blanches ou rouges plutôt rôties, grillées ou braisées, d'œufs, de poissons, sauf dans les cas d'albuminurie. Parmi les poissons, il faut recommander surtout ceux à chair blanche (sole, truite ou merlan).

Les légumes pourront être pris de toutes façons, mais surtout en purée; et alors en quantité modérée de façon à ne pas surcharger l'estomac, à ne pas exiger pour leur digestion une trop grande quantité de liquide.

Le beurre, les huiles et les graisses pourront également faire partie de l'alimentation, mais en quantité toujours modérée, surtout si le sujet est astreint à une existence sédentaire.

Quant aux fromages et aux fruits, ils seront autorisés sans danger.

Les boissons consisteront en vins étendus d'eau simple ou d'eau faiblement minéralisée, et surtout peu gazeuse (Alet, Evian, Vals, Giesshubler, etc.).

Telles sont, en peu de mots, les recommandations qu'il est bon de faire aux malades atteints d'affection cardiaque; à cela on se trouvera bien d'adjoindre les prescriptions relatives à l'hygiène de l'intestin. On sait que la constipation détermine chez les gens bien portants des accidents de natures diverses, mécaniques ou toxiques (Bouchard) qui peuvent parfois atteindre une réelle gravité. Chez les cardiaques les troubles qui en résultent peuvent avoir des conséquences plus nuisibles encore : aussi aura-t-on soin d'en prévenir les effets. Certaines modifications dans l'hygiène alimentaire jointes à des prescriptions médicamenteuses que nous n'avons pas à exposer ici viendront facilement à bout de la constipation.

Nous nous sommes expliqué assez longuement sur la valeur des médications systématiques et notamment du régime alimentaire d'Œrtel : nous n'y reviendrons pas ici. Il est bon cependant de savoir que dans certains cas des recommandations spéciales peuvent être prescrites lorsqu'il s'agit de lutter contre des complications résultant de l'obésité et de la surcharge graisseuse du cœur qui peut en être la conséquence.

Ces prescriptions s'adresseront à deux ordres de cas; tantôt il s'agit d'individus obèses présentant de l'essoufflement, de la faiblesse de la tension artérielle, de l'affaiblissement du myocarde, en un mot des signes qui caractérisent la surcharge graisseuse du cœur; tantôt ce sont des cardiaques avérés chez lesquels la sédentarité et une hygiène défectueuse ont provoqué des accidents de même nature. Chez ces malades indistinctement il faudra recommander un des régimes préconisés contre l'obésité (Dancel, Banting, Œrtel, Dujardin-Beaumetz).

Le régime de Dujardin-Beaumetz se résume ainsi : ne prendre par vingt-quatre heures que

100 à 150 grammes de pain grillé ou de croûte de pain; 550 à 700 grammes d'aliments solides comprenant de la viande grillée, rôtie ou bouillie (250 grammes), des œufs, des légumes verts ou du poisson (200 grammes), des fruits cuits ou crus, un peu de fromage. Les auteurs s'accordent à recommander comme boisson du thé, du café sans sucre, ou du vin léger étendu d'eau; mais on diffère sur la quantité de liquide à prendre dans les vingt-quatre heures. Dancel, Œrtel recommandent de ne boire qu'un verre ou deux de liquide à chaque repas. Dujardin-Beaumetz se range à leur avis, mais préfère, lorsque les malades y consentent, ne permettre aucune boisson aux repas, et laisser boire au malade une quantité plus grande, mais seulement deux heures après avoir mangé. Harvey autorise quotidiennement 500 grammes de thé et 800 à 1000 grammes d'eau et de vin. MM. Debove, G. Sée et Bouchard sont d'avis de ne pas diminuer la quantité de boisson habituelle. M. A. Robin ne restreint l'alimentation liquide que chez les obèses par excès d'assimilation.

Il n'est pas inutile de dresser un tableau des aliments qu'il faut éviter pour obtenir un bon résultat du régime que nous venons d'indiquer.

Aliments interdits. — Viande de porc, charcuterie, foie gras, cailles, ortolans, oies, poulardes grasses.

Anguille, tanche, poissons gras.

Soupe (sauf parfois un consommé bien dégraissé).

Beurre, graisse, saindoux, huile.

Sucre, sucreries, pâtisseries, fruits sucrés (abricots, pêches, raisins, melons, poires, prunes, cerises douces).

Pâtes, vermicelle, macaroni.

Pommes de terre, haricots, pois, lentilles, riz, betteraves, navets, carottes.

Boissons alcoolisées, vins sucrés, champagne, bière, liqueurs (Bourges).

Dans ces derniers temps, Winternitz a conseillé dans le traitement de la surcharge graisseuse du cœur des pratiques physico-thermiques par de l'exercice musculaire et l'hydrothérapie.

On sait, en effet, que l'exercice forcé amène une déperdition de l'albumine des tissus avec élévation fébrile de la température, ce qui a pour conséquence d'engendrer des troubles graves, tels que l'hyposthénie musculaire, l'azoturie, l'albuminurie, etc. Or, M. Winternitz parvient à éviter ces inconvénients en provoquant chez le sujet atteint d'obésité, immédiatement avant de le soumettre à l'exercice musculaire, un abaissement considérable de la température par les procédés de l'hydrothérapie froide. La restitution de cette perte de calorique s'effectue ensuite au moyen de la combustion de la graisse, dont 9 gr. 80 centigrammes environ sont brûlés pour remplacer chaque calorie perdue. On obtient ainsi une réduction notable du poids du corps sans aucun danger pour la santé du patient.

Un autre moyen de combattre l'obésité consiste dans l'emploi des procédés sudorifiques. On fait transpirer le malade pendant cinq à dix minutes, puis on lui donne un demi-bain froid d'une durée de trois à six minutes, après quoi on lui prescrit une promenade. S'il s'agit d'un cardiaque incapable de marcher, on lui fait faire sa réaction au lit au moyen de mouvements passifs.

Ces différents procédés de combustion de la graisse doivent être répétés deux ou trois fois par vingt-quatre heures. La transpiration peut être provoquée dans l'étuve ou bien par des enveloppements secs.

Grâce à ce traitement, M. Winternitz a obtenu au bout de quelques semaines des pertes de poids de 20 à 25 kilogrammes, sans rien changer au régime diététique.

Nous estimons que cette méthode, qui peut être essayée avec les plus grands ménagements chez les obèses porteurs de troubles cardiaques, ne saurait en tout cas ne pas être utilisée chez les sujets préalablement atteints d'une maladie organique du cœur.

Ce qu'il faut défendre. — S'il importe de savoir ce que l'on peut recommander aux cardiaques dans leur hygiène alimentaire, il est bien plus important encore de connaître ce qu'il faut leur défendre : car, en général, le médecin sera bien plus écouté lorsqu'il déconseillera telle ou telle alimentation, telle ou telle boisson nuisibles que lorsqu'il aura à prescrire des principes généraux d'alimentation.

Les considérations dans lesquelles nous sommes entrés à maintes reprises nous permettront de savoir de suite ce qui peut être nuisible aux cardiaques. En effet, nous savons que tout ce qui peut provoquer des modifications brusques et marquées de la tension artérielle par action directe ou indirecte, tout ce qui peut amener des intoxications capables d'agir sur le cœur et sur le poumon ou sur les deux organes à la fois, tout ce qui peut impressionner le système nerveux général ou particulier du cœur, doit, par là même, être défendu au malade par son médecin, sous peine de provoquer des accidents dont il est parfois impossible de mesurer la portée.

Une hygiène alimentaire défectueuse peut occasionner des modifications de la tension artérielle. On sait, en effet, que la tension artérielle subit, du fait de l'alimentation, une augmentation plus ou moins marquée. Comme l'ont montré le professeur Potain et d'autres auteurs, les repas copieux peuvent élever la tension de deux ou trois centimètres. De même l'abondance des boissons provoque une augmentation analogue par suite de pléthore vasculaire (Huchard).

De là résulte pour les cardiaques l'obligation de faire des repas nombreux, mais peu copieux, et d'éviter les aliments ou les boissons qui peuvent distendre l'estomac. De là aussi la nécessité de ne prendre aux repas que la quantité de boisson strictement nécessaire, sauf à la compléter par quelques boissons prises dans l'intervalle des repas.

Certains aliments sont capables de déterminer par une digestion gastrique défectueuse la production de ptomaïnes agissant à leur tour sur l'innervation cardiaque et pulmonaire si elles ne sont pas bien éliminées par le rein. La plupart des dyspnées toxiques en résultent. Dans les affections cardiaques accompagnées de lésions artérielles plus ou moins étendues, dans les affections mitrales ou myocardiques compliquées d'insuffisance rénale relative, des accidents analogues peuvent apparaître : l'on sait que dans ces cas le retour au régime lacté complet, en réduisant au minimum la production de substances toxiques d'origine alimentaire, peut suffire à les faire disparaître. Mais il faut bien se rappeler que ces accidents ne résultent pas seulement de l'introduction dans l'organisme d'aliments plus ou moins altérés, mais quelquefois même d'aliments tout à fait comestibles. La viande saine, elle-même, provoque des fermentations gastriques et intestinales qui peuvent être nocives dans les cas où le filtre rénal est plus ou moins imperméable. A plus forte raison ces accidents se manifestent-ils lorsque les viandes sont sujettes à caution. Aussi, comme M. Barié, nous ne pensons pas que l'on puisse, à l'exemple de certains auteurs, recommander l'usage du gibier un peu faisandé. Si cette viande, par une sorte de fermentation assez analogue à la peptonisation, peut favoriser la digestion gastrique, les dangers d'intoxication qui en résultent d'autre part doivent en faire rejeter l'usage. Il en est de même des pâtés, des viandes de conservé de toutes natures. Dans un cas d'intoxication alimentaire rapporté par MM. Brouardel et Boutmy, une seule des personnes qui avaient mangé de la viande altérée mourut, et cette personne était albuminurique. On doit toujours avoir présent à l'esprit des faits de cette nature quand on traite des cardiaques chez lesquels la perméabilité rénale peut être momentanément ou progressivement entravée.

Le rôle de l'*alcool* doit être étudié à part : son action, on le sait, est complexe, mais elle est le plus souvent nocive chez les cardiaques, et cela pour des raisons multiples.

Tout d'abord l'alcool à doses excessives augmente la pression sanguine; la pression s'abaisse ultérieurement mais avec les premières manifestations du collapsus cardiaque.

D'autre part l'alcool détermine par intoxication chronique des lésions des gros vaisseaux et du myocarde, qui sont plus fréquentes et plus graves surtout qu'on ne le croit. L'alcoolisme cardiaque, bien étudié par Aufrecht, détermine des accidents de myocardite chronique aboutissant à la dégénérescence myocardique et à la dilatation cardiaque : d'où cette conclusion donnée par Renaut et Mollard que chez les myocardiques, quels qu'ils soient, une des premières mesures hygiéniques à faire adopter est l'extrême modération dans l'usage des boissons alcooliques, dans certains cas même l'abstention absolue.

D'autre part l'alcoolisme joue un rôle considérable dans l'étiologie du cœur gras, qu'il s'agisse de dégénérescence graisseuse ou surtout de surcharge graisseuse; ces altérations, qui peuvent se produire de toutes pièces chez les individus dont le cœur est sain, se manifestent encore plus facilement dans les cas de lésion cardiaque préalable. Cette action peut s'étendre aussi au système artériel, et Lanceraux admet que l'alcool détermine de la stéatose, bien plus que de la sclérose artérielle.

Enfin il ne faut pas oublier que l'alcool agit d'une façon toute spéciale sur la production et l'aggravation des lésions du foie. « Un cardiohépatique qui fait des excès de boissons sera plus vite atteint de cirrhose qu'un cardio-hépatique qui reste sobre. » (Parmentier.) Letulle admet également que l'alimentation défectueuse, les écarts de régime, et l'alcoolisation sous toutes ses formes se surajoutant, chez les cardiaques, aux troubles mécaniques de la circulation, favorisent le processus sclérogène viscéral.

Pour toutes ces raisons l'alcool est chez les cardiaques un poison dont il faut éviter les effets. Aussi, si l'on peut permettre, exceptionnellement le cognac, les spiritueux aromatiques (chartreuse, cassis, anisette), pris à très petites doses, faudra-t-il en défendre l'usage habituel et surtout le prohiber totalement si l'on a conçu quelques doutes sur l'intégrité du myocarde ou des viscères.

Il nous reste à parler des agents alimentaires ou autres capables de provoquer par *action réflexe* ou en tout cas nerveuse des phénomènes nuisibles sur la circulation. Parmi ceux-ci il faut surtout citer le café, le thé et le tabac.

Le *café* est un tonique et un stimulant du cœur. Quand il est pris modérément le pouls s'accélère, les battements du cœur deviennent plus énergiques, la circulation plus active. Mais le caféisme aigu détermine assez rapidement de l'angoisse précordiale. Le caféisme chronique rend le pouls fréquent, petit et dépressible. Parfois ces modifications peuvent se produire sans que le sujet en ait conscience; mais chez les individus prédisposés le phénomène de la palpitation peut apparaître plus ou moins rapidement et on a vu des sujets qui ne pouvaient absorber les moindres doses de café sans être pris immédiatement de palpitations violentes; Gilles de la Tourette prétend que le ralentissement du pouls est un phénomène plus fréquemment observé et dans un cas, dit-il, les pulsations étaient tombées à 60 et même 50 à la minute.

Ces accidents toxiques résultent-ils de l'action de la caféine ou de celle de la caféone, comme se le demande Legendre? c'est ce que l'on ne sait pas bien encore actuellement. Certains auteurs, comme Constantin Paul, pensent que le café a une action bien différente suivant la façon dont il est préparé. Le café qu'on obtient par infusion de café torréfié contient de la caféine et est diurétique. Au contraire, le café turc, qui se fait par décoction, laisse évaporer la caféine, aussi peut-on, à l'exemple des Orientaux, en boire un grand nombre de tasses dans la journée.

Quoi qu'il en soit, le café peut être accusé de faire naître des palpitations chez les individus indemnes de toute lésion cardiaque ou de les aggraver dans d'autres cas; aussi y a-t-il toujours intérêt à en modérer l'usage ou même à le suspendre complètement si les accidents ne cessent pas.

Le *thé* a une action physiologique semblable à celle du café. L'intoxication par le thé détermine dans une première phase de l'excitation avec céphalalgie et donne au sujet une sensation de force. Mais à cette phase font suite de l'affaissement moral, de la dépression avec insomnie; en même temps apparaissent des hallucinations, de la dyspepsie avec troubles psychiques, neurasthénie, etc.; à ce moment aussi il se manifeste des douleurs cardiaques avec palpitations violentes. On voit donc que le thé agit plus vivement encore que le café sur la circulation; c'est qu'il renferme une plus grande quantité de caféine (2 pour 100), tandis que le café n'en contient que 0,20 ou 0,80. De plus, dans le thé se trouve une essence dont l'action nocive peut être incriminée. Pour Éloy les accidents, et notamment les accès angineux, ne seraient produits qu'indirectement par le thé, et seulement à la faveur de la neurasthénie et des troubles dyspeptiques qu'elle détermine.

Les auteurs anglais rapportent de nombreux exemples de l'influence du thé. Un médecin qui venait consulter Stokes, se croyait à la période extrême d'une affection cardiaque, au point qu'il pensait non pas son dernier jour mais sa dernière heure arrivée; il vit tous les symptômes morbides, les palpitations notamment, disparaître après la cessation absolue de l'usage du thé. Le professeur Potain dit avoir observé un fait analogue.

Bien que dans nos pays l'usage du thé ne soit pas aussi répandu que dans les pays du nord, il n'en faudra pas moins suspendre son usage toutes les fois que l'on verra un sujet indemme ou non d'une lésion cardiaque souffrir de palpitations. Dans le cas inverse, lorsqu'un malade atteint d'une lésion chronique valvulaire du cœur consultera sur l'opportunité de faire usage du thé, on pourra le lui permettre à dose modérée et encore s'il ne détermine pas d'accélération du pouls ni de phénomènes douloureux du côté du cœur.

S'il s'agit de troubles caractérisés par des intermittences de la tachycardie, ou si l'on a lieu de soupçonner l'intégrité du myocarde, on fera bien de défendre l'usage du thé.

Le *tabac* est un poison qui agit de diverses façons sur l'organisme et dont l'action toxique a été maintes fois expérimentalement démontrée.

Le tabagisme aigu détermine chez les sujets non accoutumés un état de malaise, caractérisé par des nausées, des vomissements, de la diarrhée, de l'anxiété, du vertige, etc. Dans les cas graves on observe de l'accélération ou du ralentissement du pouls avec des intermittences, de l'arythmie du cœur, des palpitations et de l'angoisse précordiale.

Lauder Brunton dit que la nicotine produit d'abord un ralentissement du pouls avec abaissement de la pression sanguine. Ensuite on observe une élévation de la pression vasculaire, tandis que le ralentissement du pouls se maintient, à moins que la dose ne soit élevée; dans ce cas le pouls s'accélère d'une façon notable. L'accoutumance au poison se fait très rapidement. Traube a démontré expérimentalement que les animaux supportent au bout de quelques jours sans troubles circulatoires des doses de nicotine 16 à 20 fois plus fortes que celles qui, le premier jour, produisaient des troubles marqués.

L'action du tabac paraît, suivant Claude Bernard, se produire par l'intermédiaire du pneumogastrique.

Les animaux intoxiqués par de faibles doses de nicotine présentent des respirations plus rapides et plus amples, de l'accélération ou du ralentissement des battements cardiaques. Ces phénomènes ne se produisent plus après la section des nerfs vagues. Pour d'autres auteurs, l'action du pneumogastrique ne serait pas démontrée. Pour Schmiedeberg, pour Colas et Wertheimer le poison agirait directement sur les centres nerveux intra-cardiaques.

Huchard insiste sur l'action vaso-constrictive du tabac et sur l'augmentation de la tension artérielle qui en résulte. Les effets du tabac seraient absolument semblables à ceux occasionnés par la galvanisation du grand sympathique, ce qui prouverait que la nicotine agit par l'intermédiaire de ce nerf sur les vaisseaux.

Quelles que soient les considérations physiologiques par lesquelles on a tenté d'expliquer l'action nuisible du tabac sur l'organisme en général et sur le cœur en particulier, les constatations cliniques n'en sont pas moins évidentes, et nous savons que certaines névroses cardiaques peuvent être attribuées de toutes pièces à l'action de cet agent toxique. Il est de règle de rechercher le rôle qu'il peut jouer dans les cas où l'on voit des sujets, jeunes encore, atteints de palpitations ou de symptômes angineux que rien n'explique. Il est en effet toujours indiqué de supprimer l'usage du tabac dans des cas pareils. Souvent les accidents disparaissent alors complètement, ou bien ils s'atténuent d'une façon manifeste. Mais ce qu'il faut savoir c'est que l'interdiction doit être absolue, car on a vu les accidents entretenus par une dose minime du poison alors que sa suppression complète et définitive les faisait disparaître à tout jamais. M. Potain fait remarquer avec raison que l'usage du tabac à priser peut être tout aussi nuisible que celui du tabac à fumer.

Quand le sujet est atteint d'une lésion valvulaire, le tabac peut ne pas être défendu s'il s'agit d'une lésion mitrale sans palpitations ni troubles nerveux marqués, mais nous estimons que les lésions aortiques en contre-indiquent l'usage.

Enfin, s'il s'agit de lésions artérielles généralisées ou non avec hypertension, l'usage du tabac doit être formellement interdit.

Des exercices musculaires chez les cardiaques.

Action physiologique de l'exercice musculaire. — Action thérapeutique.
De la gymnastique chez les cardiaques adultes. — Gymnastique anglaise. — De la marche. — De la course. — Gymnastique suédoise. — Exercice d'agrément. — Équitation. — Escrime. — Aviron. — Bicyclette.

Nous avons exposé précédemment les considérations relatives à la pratique des exercices musculaires chez les jeunes sujets à la période de développement; nous avons montré que la gymnastique, les jeux et en général tous les exercices ne pouvaient pas être indifféremment recommandés ou défendus chez les adolescents atteints de troubles cardiaques. Nous n'aurons donc pas à revenir sur cette question. Mais il en est une autre à laquelle nous n'avons consacré que peu de développement, c'est celle qui concerne les avantages et les inconvénients des différents exercices musculaires chez les sujets porteurs d'affections chroniques du cœur (lésions valvulaires, myocardites, surcharges graisseuses, etc.). Nous allons maintenant revenir plus explicitement sur ce point.

Les considérations générales que nous avons maintes fois exposées relativement à la physiologie et à la thérapeutique des affections cardiaques nous ont amené à conclure que, théoriquement et dans de certaines limites, les exercices musculaires n'étaient pas contre-indiqués chez les sujets porteurs d'affections cardiaques. Il nous reste maintenant à savoir quels sont les exercices qui peuvent être permis aux cardiaques et dans quelle limite ils le peuvent être.

Les expériences de Kauffmann sont des plus intéressantes à rapporter ici. Si, comme le fait cet auteur, on examine l'état de la pression artérielle dans les vaisseaux périphériques et dans les gros troncs vasculaires pendant l'exercice musculaire chez le cheval, voici ce que l'on observe :

Pendant les contractions musculaires partielles, comme, par exemple, dans l'acte de la mastication, la pression périphérique au niveau des muscles en action s'abaisse (loi de Marey), au contraire la pression dans les gros troncs — aorte — s'élève. Le fait s'explique facilement. La vaso-dilatation provoquée par la contraction musculaire accélère le cours du sang et nécessite un travail cardiaque plus actif : comme la dépression périphérique est limitée, le cœur la contrebalance facilement et la pression vasculaire reste très élevée dans les gros vaisseaux.

Dans les conditions opposées, si le travail musculaire est généralisé, ou bien s'il est très rapide, la pression s'abaisse dans le système aortique, en même temps que le cœur accélère ses battements.

Ainsi donc le cœur, qui compense facilement l'effet de la vaso-dilatation lorsque celle-ci est localisée dans une région, ne la compense qu'incomplètement quand la vaso-dilatation est généralisée, et, dans les allures très vives, l'abaissement de la pression doit être considérable malgré l'accélération énorme des battements du cœur. C'est probablement à l'exagération du jeu du cœur et à l'impuissance où il se trouve d'alimenter suffisamment le système artériel dilaté à la périphérie qu'il faut attribuer au moins en partie l'essoufflement et les douleurs cardiaques que l'homme et les animaux non entraînés éprouvent quand ils se livrent à un exercice musculaire vif et énergique.

Il existe en plus des variations individuelles très considérables. Parmi les chevaux, il en est qui, au pas accéléré, montrent un abaissement très marqué de la pression ; d'autres une pression à peine diminuée; d'autres enfin, une pression qui, après s'être abaissée, remonte sensiblement vers la normale pendant la fin de l'exercice. De même les sujets à cœur puissant maintiennent leur pression sensiblement normale pendant un exercice léger; ceux, au contraire, qui ont un cœur faible ou malade ont toujours, même dans les moindres exercices musculaires, un abaissement de pression artérielle.

Dans les exercices violents, comme la course

rapide, tous les sujets présentent vraisemblablement un abaissement notable de la pression aortique parce que, en raison de la vaso-dilatation énorme et de l'écoulement rapide de sang vers la périphérie, le cœur devient impuissant à maintenir la pression à un degré normal.

Les conclusions que Kauffmann tire de ses expériences sont directement applicables à la clinique et aux cas qui nous occupent :

1° L'exercice musculaire modéré facilite la circulation générale en augmentant simultanément et parallèlement le débit cardiaque et le débit artériel périphérique.

2° L'exercice musculaire violent, sans entraînement préalable, est rapidement accompagné de l'impuissance du cœur. Les systoles cardiaques, malgré leur fréquence extrême, restent insuffisantes pour alimenter convenablement le système artériel fortement dilaté à sa périphérie par le fonctionnement musculaire.

3° L'entraînement progressif agit non seulement en augmentant la puissance et la résistance à la fatigue des muscles de la vie animale, mais surtout en adaptant graduellement la puissance de contraction du muscle cardiaque aux besoins circulatoires du système locomoteur.

Ainsi, d'une façon générale, les exercices auxquels le cardiaque pourra se livrer sans péril sont ceux qui ne mettent en jeu qu'une petite quantité de muscles ou qui n'exigent qu'un travail musculaire peu intense et modérément rapide. Nous verrons tout à l'heure quelles sont, dans l'application, les exercices musculaires que l'on peut conseiller et ceux que l'on doit défendre.

Il reste un deuxième point à discuter : quelles sont, dans la pratique, les limites que l'exercice musculaire ne doit pas dépasser et comment nous assurer que le travail musculaire n'est pas excessif? Il est évident que nous n'avons pas à notre disposition les moyens dont dispose la physiologie. Nous possédons cependant des signes qui peuvent nous renseigner d'une façon à peu près précise sur ces différents points : nous en avons déjà étudié la valeur et nous ne dirons ici que quelques mots : c'est l'essoufflement, surtout lorsqu'il persiste longtemps après l'effort, c'est la précipitation extrême des battements cardiaques, c'est, enfin, la constatation objective d'une dilatation des cavités cardiaques faite par les moyens habituels d'investigation. Aussi sera-t-il toujours nécessaire, lorsqu'on aura permis certains exercices musculaires à des sujets atteints d'affection cardiaque, de s'assurer de temps à autre que ces exercices musculaires sont bien tolérés et ne nuisent en rien à l'équilibre de la circulation.

Il nous reste à dire quelques mots du mode d'action des exercices musculaires sur le cœur et à expliquer la raison des bons effets qu'on en peut obtenir chez les cardiaques. Il est clair, et nous nous sommes suffisamment expliqué sur ce point pour n'y plus revenir, que l'exercice n'agit pas en provoquant une hypertrophie qu'il n'est pas toujours utile de faire naître ou qui naîtrait quoi que nous fassions. L'exercice agit autrement mais d'une façon non moins utile. Il favorise tout d'abord le bon fonctionnement de l'organisme. Puis il assure la nutrition normale des muscles en général et du myocarde en particulier. C'est à ce titre une des meilleures ressources que l'hygiène nous fournisse. D'autre part l'entraînement progressif et méthodique donne au malade une facilité de mouvements et, si l'on veut, une souplesse plus grande dans les différents actes de la vie journalière. L'habitude de pratiquer certains exercices permettra au sujet atteint d'aller et de venir, de monter ou de descendre, de respirer à l'air libre ou à l'air confiné, etc., sans être arrêté par l'essoufflement ou les battements de cœur; en un mot l'exercice aura pour lui le salutaire effet de reculer les limites de la miopragie et d'étendre les ressources de l'adaptation.

La *gymnastique* est de peu d'usage chez les adultes : aussi se demandera-t-on rarement s'il faut l'autoriser ou la défendre chez les sujets atteints de maladie du cœur. S'il en était cependant ainsi, rappelons-nous que nous avons condamné, à l'exemple de nombreux auteurs, les pratiques de la gymnastique dite française en même temps que la gymnastique aux agrès ou de suspension.

Nous savons que celle-ci, fondée essentiellement sur le phénomène de l'effort, conduit rapiment à l'essoufflement et à la dilatation cardiaque.

Quant à la gymnastique anglaise, elle sera encore moins de mise chez les adultes, par raison de goût surtout, à moins qu'il ne s'agisse de la marche, de la course ou des excursions en montagne. Nous dirons quelques mots de ces différents exercices.

La *marche*, qui fait, comme l'on sait, partie intégrante de la méthode d'Œrtel, peut être permise et recommandée chez les cardiaques. Elle a pour elle l'avantage d'adapter progressivement la résistance cardiaque à l'exercice musculaire et aux efforts que celui-ci nécessite. Son autre mérite est de ne pas provoquer de surmenage imprévu ou inconscient et par là d'arrêter le malade aux premiers signes de l'intolérance. La marche peut être permise en terrain plat ou sur les pentes. Cette dernière, recommandée spécialement par Œrtel, paraît rationnelle. Comme le dit le professeur Potain, l'effort y est facile à mesurer et, pour produire le même effet dans une marche sur terrain plat, il faudrait ou la prolonger ou l'accélérer beaucoup; dans le premier cas elle produirait plus de fatigue, dans le second beaucoup plus d'agitation du cœur. Enfin, l'habitude de la marche sur les pentes rend la marche en terrain plat, par opposition, si facile qu'elle ne provoque plus aucune réaction cardiaque. Mais la marche ainsi comprise ne peut s'effectuer à de grandes hauteurs et, à ce titre, les courses de montagne doivent être défendues. Les altitudes, comme nous le savons, ne conviennent pas aux cardiaques : à plus forte raison doit-on défendre les marches prolongées que nécessitent les excursions en montagne.

Malheureusement la marche est difficilement praticable, parce qu'elle nécessite, pour être efficace, un temps dont les malades peuvent difficilement disposer dans la vie courante : d'autre part, l'ennui résulte d'ordinaire des marches faites isolément, sur des routes depuis longtemps connues. Aussi cet exercice ne peut-il être pratiqué d'une façon continue si ce n'est en temps de vacances ou de villégiature, mais alors il est indiqué d'y avoir recours dans les règles et dans les limites que nous avons tracées.

Les indications que nous venons de formuler s'appliquent aux malades atteints d'affection valvulaire chronique aussi bien qu'aux sujets atteints de sclérose cardiaque. Quand il s'agit d'individus obèses, chez lesquels il y a lieu de soupçonner la surcharge graisseuse du cœur, les limites de l'exercice, de la marche en particulier, peuvent être progressivement reculées au fur et à mesure que l'adipose diminue, que les battements cardiaques se font plus distinctement et plus régulièrement entendre; on peut alors permettre ce qu'il était dangereux tout d'abord d'autoriser, c'est-à-dire les marches plus rapides et à de plus hautes altitudes. Tout dépend de la résistance du sujet à l'entraînement, de la facilité de l'adaptation et d'autres considérations sur lesquelles nous nous sommes déjà étendu.

La *course* doit être interdite aux cardiaques. Comme le dit Lagrange, « il n'est, en raison de son mécanisme et de ses résultats, aucun exercice qui exige plus que la course l'intégrité parfaite du cœur, des vaisseaux sanguins et du poumon ».

L'aptitude à la course se perd rapidement à l'âge adulte, car la diminution de la souplesse et de l'élasticité des vaisseaux provoque un essoufflement rapide. L'homme adulte sain ne peut se livrer qu'exceptionnellement à la course; celui qui est atteint d'une affection cardiaque, quelle qu'elle soit, en sera absolument incapable.

Pour des raisons identiques les exercices dans lesquels la course intervient comme élément principal ou accidentel seront également à rejeter, comme le saut et le jeu de paume; le lawn-tennis pourra seul être autorisé dans de certaines limites et toujours d'une façon modérée.

Les exercices dont nous venons de parler rentrent d'une façon plus ou moins habituelle dans les pratiques de la gymnastique anglaise : aussi cette gymnastique ne doit-elle pas être proscrite définitivement et sans appel comme la gymnastique aux agrès.

La *gymnastique suédoise* convient, comme nous le savons, aux jeunes sujets. Nous avons dit qu'elle convenait de même aux adolescents atteints de maladies chroniques organiques du cœur. Les indications générales en sont les mêmes chez les adultes : car les mouvements qu'elle détermine ne mettent en jeu qu'une petite quantité de muscles à la fois. La gymnastique suédoise a donc l'avantage de favoriser la circulation périphérique sans augmenter notablement le travail cardiaque. De plus, comme les mouvements sont dirigés en divers sens par le gymnaste, qui y oppose de sa main une résistance mesurée aux aptitudes du malade, l'effort peut être progressivement augmenté si le gymnaste est habile, et les limites de l'adaptation peuvent être progressivement reculées.

Mais la gymnastique suédoise est dans son genre une véritable médication. Aussi serait-il difficile d'y avoir recours d'une façon continue. Le mieux sera de la commencer avec les autres moyens hygiéniques dont nous disposons sous forme d'une véritable cure et de la reprendre de temps à autre pendant le courant de l'année, lorsque la tendance à l'essoufflement ou à la gêne cardiaque reparaîtront.

Nous savons que la gymnastique suédoise est un procédé de choix au début du traitement des accidents qui dépendent de l'obésité. Ce n'est qu'après un entraînement progressif par cette méthode que le malade pourra se livrer aux mouvements actifs et aux autres exercices musculaires. D'ailleurs, pour les indications spéciales de la gymnastique suédoise dans la surchage graisseuse du cœur, dans la sclérose cardiaque et dans les diverses phases des affections valvulaires, nous n'avons qu'à renvoyer le lecteur au chapitre que nous avons consacré à ce sujet.

Il est plusieurs autres exercices sur l'opportunité desquels on est souvent consulté. Ce sont l'équitation, l'escrime, le canotage et la bicyclette. Voyons de quelle façon et dans quelle mesure ces exercices peuvent être autorisés chez les sujets porteurs de lésions cardiaques.

L'*équitation* met en mouvement un nombre assez considérable de muscles; bien conduite cependant elle ne provoque guère le surmenage musculaire. Nous avons dit que chez les jeunes sujets atteints de troubles nerveux du cœur sans lésion organique, l'équitation pouvait être recommandée. Lorsqu'il y a une affection cardiaque constituée, certaines restrictions doivent être faites. C'est ainsi qu'il y aurait danger ou tout au moins inopportunité à conseiller ce sport chez les obèses et chez les individus atteints de sclérose cardio-vasculaire avec phénomène d'*angor pectoris*. Pour les lésions valvulaires chroniques non compliquées, la proscription peut être moins formelle. Mais il faut toujours recommander d'une façon expresse aux malades de pratiquer l'équitation comme un exercice d'agrément, en évitant les allures trop rapides, les courses trop prolongées et le saut des obstacles. Il est utile aussi d'ajouter que, pour des raisons faciles à comprendre, l'équitation doit être interdite aux malades sujets aux accidents vertigineux.

Dans ces conditions on est surpris de voir combien, grâce à un entraînement progressif, l'adaptation peut permettre aux malades porteurs de lésions graves du cœur ou des gros vaisseaux de se livrer à des exercices musculaires assez violents.

Nous avons vu, il y a quelques années, à l'hôpital de la Charité, un homme, maître de manège de son état, et qui pouvait impunément continuer l'exercice de sa profession malgré une volumineuse dilatation aortique avec symptômes angineux. Cet homme pouvait rester à cheval plusieurs heures par jour et faire avec une grande rapidité toutes les évolutions habituelles sans ressentir d'essoufflement marqué ni de symptômes douloureux du côté du cœur ni de l'aorte. Cela tenait assurément à ce qu'il avait su régler, par l'effet de l'entraînement, ses efforts musculaires à la dépense minimum nécessitée par l'exercice de l'équitation. Ce qui le prouvait bien, c'est que, alerte cavalier comme il l'était, il ne pouvait faire une marche un peu prolongée, une course un peu rapide ou monter un escalier sans être pris d'essoufflement, de suffocation qui le contraignaient rapidement au repos; cet homme, porteur d'une lésion telle qu'elle occasionna rapidement la mort, avait continué sa profession jusqu'à la veille de son entrée à l'hôpital.

L'*escrime* emprunte souvent dans ses évolutions les principes mêmes de la course. C'est ainsi qu'à chaque moment le corps est détaché de terre et maintenu un temps appréciable à une certaine hauteur au-dessus du sol. Aussi l'essoufflement est-il rapide chez les sujets non entraînés. Dans ces conditions l'escrime ne convient pas aux cardiaques. Si le sujet peut s'entraîner progressivement et très sagement la proscription peut être moins formelle, surtout s'il s'agit de lésions non compliquées du cœur. En tout cas l'assaut devra toujours être interdit.

Chez les sujets obèses avec surcharge graisseuse du cœur, l'escrime, pratiquée dans les mêmes conditions, pourra être un bon exercice, mais alors que le sujet aura subi un commencement d'entraînement par la gymnastique suédoise, la marche, etc.

L'exercice de l'*aviron* est pratiqué plutôt par les jeunes gens que par les adultes. Cependant certains sujets s'y livrent encore dans un âge assez avancé. Comme nous l'avons dit, le canotage pratiqué sur le banc à coulisses est, à coup sûr, un des meilleurs exercices. Tous les muscles y participent et la respiration ainsi que le cœur s'adaptent d'ordinaire très bien aux efforts musculaires. D'autre part, cet exercice s'exécute en plein air il est donc très recommandable pour les sujets atteints de simples névroses cardiaques.

Il n'en est plus de même quand il s'agit de lésions organiques du cœur. Bien que nous ayons vu certains obèses en retirer de bons effets nous ne pouvons guère le conseiller aux malades atteints de lésions valvulaires ou de sclérose cardiaque. Si cependant les malades font difficulté d'abandonner ce genre de sport, on pourra, suivant l'avis de Lagrange, leur recommander de n'user que du banc fixe de manière que l'effort musculaire soit réparti sur une quantité moins considérable de muscles.

La *bicyclette* est un des modes d'exercice au sujet duquel on est le plus souvent consulté. Nous avons dit ce qu'il en fallait penser comme agent de l'éducation physique chez les jeunes sujets. Nous savons que cet exercice bien surveillé et fait dans des conditions modérées n'est pas absolument contre-indiqué chez les jeunes gens atteints de troubles nerveux cardiaques. Mais lorsqu'il existe une affection organique du cœur, nous estimons que la bicyclette peut être nuisible.

Chez les jeunes gens, malgré l'avis de Sansom, nous pensons que l'exercice de la bicyclette doit être proscrit, parce que les malades inconscients de leurs lésions ont toujours, quoi qu'on fasse, une tendance dangereuse à accélérer le mouvement ou à le prolonger. Chez les adultes dûment avertis la proscription pourrait être moins formelle.

Cette question de l'usage de la bicyclette chez les cardiaques a soulevé récemment de vives discussions à l'Académie de médecine et à la Société médicale dec hôpitaux. M. Petit a rapporté trois cas de mort subite par la bicyclette chez des sujets atteints d'affection du cœur ou des gros vaisseaux Plus tard M. Hallopeau et à nouveau M. Petit ont rapporté des faits analogues. S'il a pu y avoir dans certains de ces cas de simples coïncidences, le hasard cependant ne les explique pas tous. Nous avons vu que la bicyclette avait pu provoquer, chez des sujets, sains en apparence, de la tachycardie plus ou moins persistante accompagnée ou non de dilatation cardiaque. Il n'est donc pas étonnant que ces accidents puissent se produire chez des sujets porteurs d'une lésion cardiaque et que leur gravité en soit notablement accrue. Cet avis est partagé par la plupart des auteurs.

Richardson admet que la bicyclette peut avoir une action nuisible sur le cœur. Mendelsohn pense de même que l'abus ou l'usage de la bicyclette peut provoquer des dilatations cardiaques graves chez des sujets souffrant déjà d'une maladie du cœur. Fürbringer, Villaret considèrent aussi la vélocipédie comme dangereuse pour les cardiaques à cause de l'accélération considérable des battements du cœur qu'elle détermine. Legendre dit avoir vu plusieurs cas de rétrécissement mitral congénital, latent jusque-là, se traduire par des symptômes pénibles ou graves à la suite de courses en bicyclette. Nous avons vu de même une artiste dramatique âgée de quarante ans et qui avait pu impunément se livrer à l'exercice de sa profession malgré un rétrécissement mitral non soupçonné ressentir les premiers symptômes d'insuffisance cardiaque à la suite de quelques courses en bicyclette faites sans entraînement préalable.

En dehors de ces cas, où il s'agissait la plupart du temps de lésions valvulaires du cœur, il en est d'autres qui concernent des sujets artério-scléreux chez lesquels des accidents analogues se sont manifestés. Ici également on a invoqué la coïncidence et Lauth a rapporté à ce sujet un cas bien curieux; il s'agissait d'un homme de cinquante ans artério-scléreux, mort subitement devant sa bicyclette et avant d'y monter. Les jours précédents il avait fait d'assez longues courses sans dommages apparents. Bien certainement si cet homme était mort quelques minutes après on aurait pu en rendre responsable l'exercice auquel il venait de se livrer. Mais il n'en est pas toujours ainsi, et l'exemple rapporté par M. Rendu en est une démonstration indiscutable.

Cet auteur cite en effet le cas d'une personne qui, montant une côte un peu forte par un vent violent qui lui soufflait au visage, fut prise d'accidents graves caractérisés par des tendances syncopales, une anxiété épigastrique excessive, une douleur rétro-sternale persistante avec irradiations cervico-trachéales, en un mot il s'agissait des signes classiques de l'aortite aiguë. L'examen objectif montra bientôt qu'il existait en effet une dilatation de la crosse de l'aorte. Les accidents d'oppression et d'essoufflement persistèrent pendant un certain temps et finirent par se calmer. M. Rendu ne pense pas que dans ce cas la bicyclette ait fait naître de toutes pièces une affection aortique ; mais il suppose, et à très juste titre, qu'il y avait chez le malade une prédisposition organique et peut-être même une lésion latente ; la bicyclette avait fait éclore les accidents. Aussi M. Rendu est-il d'avis que passé quarante ans il faut se méfier de ce genre de sport, « parce qu'à cet âge, dit-il, beaucoup de personnes ont déjà des lésions cardiaques en préparation ou tout au moins une résistance fonctionnelle du cœur un peu diminuée. »

La question peut donc nettement se poser ainsi : En dehors des individus porteurs de lésions valvulaires du cœur et auxquels l'exercice de la bicyclette peut être nuisible (malgré les cas favorables qui ont été exceptionnellement rapportés), ce sport doit-il être permis aux sujets atteints de surcharge graisseuse du cœur ou d'artério-sclérose généralisée?

La question est importante, car il est fréquent d'être consulté par des sujets obèses qui, dans le but de maigrir, sont désireux de faire de la bicyclette; chez de pareils sujets il faut commencer par se rendre compte de l'état du cœur. Si l'on constate de la dyspnée d'effort avec accès paroxystique angoissant, si le pouls est petit, dépressible, intermittent et le cœur habituellement dilaté, nous pensons que l'avis du médecin doit être défavorable. Il y aurait un danger véritable à laisser les malades se livrer à un exercice dont l'usage, toujours pénible, peut être quelquefois plein de périls.

Chez ces malades que menace perpétuellement la défaillance cardiaque, il faut de toute nécessité commencer par les manœuvres de la gymnastique suédoise, le massage et les mouvements passifs, avant d'en arriver aux mouvements actifs, la marche, par exemple, l'équitation, l'escrime, etc.

A ce moment, et si les menaces du côté du cœur se sont éloignées, on pourra permettre la bicyclette, mais en recommandant des séances d'entraînement, courtes d'abord, puis progressivement prolongées. Les longues promenades ou les courses rapides devront être interdites pendant longtemps.

Si l'obésité ne semble pas avoir influencé le bon fonctionnement du cœur, on pourra commencer le traitement par les exercices actifs, mais même dans ce cas, il nous paraît rationnel et prudent de prescrire au malade quelques séances de marche ou d'escrime pour se rendre compte de la résistance que son cœur peut offrir à la fatigue.

Quant aux malades qui sont atteints d'artério-sclérose avec sclérose cardiaque, une réserve plus grande s'impose encore. S'il y a des cas où l'on a vu des sujets souffrant d'essoufflement, d'oppression et même de palpitations, présenter une atténuation très nette de ces symptômes par l'usage de la bicyclette, il en est d'autres indéniables, tel l'exemple cité par Rendu, où des accidents graves se sont manifestés. Quelles sont alors les règles qui doivent nous guider dans la conduite à suivre au sujet de ces malades?

La première, à notre avis, est de ne tenir qu'un compte très modéré de certains signes pris isolément et auxquels les auteurs ont tour à tour attribué, suivant leurs préférences, une importance de premier ordre ou une valeur tout à fait minime. C'est ainsi que l'existence de palpitations, pénibles ou non, n'est pas une contre-indication à un avis favorable. De même les irrégularités ou les intermittences du pouls ne nous paraissent pas, par elles seules, devoir faire désapprouver les exercices physiques en général ni en particulier celui de la bicyclette. Comme l'ont fait remarquer MM. Rendu, Debove et Merklen dans la discussion de la Société médicale des hôpitaux (4 juin 1897), le pronostic des intermittences peut être essentiellement bénin. La bicyclette n'a que peu d'influence sur elles, et M. Rendu comme M. Debove ont vu des cas où, au repos, le cœur était très intermittent, tandis que sous l'influence d'un exercice violent il reprenait toute sa régularité.

Il importe de rechercher ce que cachent ces palpitations, ces intermittences ou ces pauses cardiaques, et c'est un examen attentif du sujet qui seul nous permettra de le déceler.

Si le système artériel est profondément atteint, si les artères sont dures et sinueuses, s'il y a de la dilatation aortique permanente, je ne pense pas que la bicyclette puisse être autorisée sans danger, même si les symptômes subjectifs, essoufflement, oppression, battements cardiaques sont à leur minimum.

Si, au contraire, l'examen du système cardioartériel ne montre pas un état de sclérose bien avancé, s'il n'y a aucun symptôme apparent de dilatation du cœur et des gros vaisseaux, nous estimons que la bicyclette peut être permise alors même que le sujet présenterait de la tendance à l'essoufflement avec des intermittences du pouls et des palpitations. Mais, dans de pareils cas, il est bien évident que l'entraînement doit être surveillé de très près. Si l'oppression, au lieu de diminuer s'accroît, si l'on constate que le cœur et les gros vaisseaux ont tendance à se dilater, s'il survient des crises tachycardiques ou de la douleur thoracique, il faut interrompre un exercice qui pourrait devenir bientôt dangereux.

Il est enfin deux cas dans lesquels, à notre avis, la bicyclette doit être formellement interdite; c'est lorsque les lésions artérielles ou cardiaques s'accompagnent d'hypertension, et c'est lorsqu'il existe des phénomènes d'*angor pectoris*. Je sais bien que parfois des phénomènes angineux ont pu s'atténuer sous l'influence de l'exercice, mais le doute qui persiste si souvent quand il s'agit d'établir la cause réelle de ces douleurs angineuses doit nous conduire à une réserve formelle : l'erreur peut coûter trop cher au malade.

En résumé donc, abstention quand il s'agit de lésions valvulaires chroniques du cœur, abstention dans les cas de sclérose cardio-artérielle manifeste ou accompagnée d'hypertension, abstention aussi au début du traitement de l'obésité avec surcharge graisseuse du cœur. Autorisation temporaire quand il s'agit d'artério-sclérose peu avancée sans *angor pectoris*, ou bien quand il s'agit d'obèses chez lesquels le cœur ne semble pas touché; autorisation plus large, enfin, quand on ne constate que de simples troubles subjectifs sans lésions cardiaques évidentes. Tel est, en résumé, l'ensemble des conclusions qu'il nous paraît sage de proposer actuellement sur cette question si controversée.

Enfin, pour nous résumer en quelques mots, nous dirons que les exercices musculaires introduits si récemment, et si heureusement, dans l'hygiène des maladies du cœur, n'ont leurs bons effets que quand ils ne sont pas aveuglément imposés. Judicieusement choisis par le médecin dans des cas bien spécifiés, sagement employés par le malade, attentif à éviter tout surmenage, les exercices peuvent améliorer nombre de troubles qu'aggraveraient au contraire l'imprévoyance du médecin et un entraînement mal réglé. Ici comme toujours, il faut étudier soigneusement les indications cliniques et toujours agir avec prudence et circonspection.

Hydrothérapie.

L'hydrothérapie a été systématiquement employée dans la cure des maladies du cœur. Nous nous sommes suffisamment expliqué sur l'usage des eaux minérales pour ne pas avoir à y revenir ici. Mais nous devons dire quelques mots de l'emploi de l'hydrothérapie froide ou chaude préconisée par certains auteurs.

Bouillaud, Hirtz et Schutzenberger, Sieffermann, Fleury et plus récemment Bottey, ont recommandé l'usage de l'eau froide au cours de certaines affections cardiaques ou de certaines complications de ces maladies. Mais disons d'abord quelques mots de l'effet physiologique des affusions froides, en nous appuyant pour cela sur les travaux de Wertheimer et de Delezenne.

Si l'on fait, comme Wertheimer, une affusion froide sur le thorax d'un animal, on constate que la pression augmente à la fois dans l'artère et la veine fémorale, alors qu'elle s'abaisse dans la veine rénale. Cela veut dire que les petits vaisseaux du rein se rétrécissent tandis que ceux du membre inférieur se laissent traverser par une quantité plus considérable de sang. Ainsi une douche froide anémie le rein et congestionne les membres, et ce phénomène ne doit pas être mis sur le compte d'une sensation émotionnelle, car il se produit parfois tardivement. Delezenne, en appliquant sur le dos de l'animal des compresses glacées ou bien en pratiquant des affusions d'eau froide à 8 ou 10 degrés, a montré que la quantité d'urine recueillie pendant la période de refroidissement est inférieure, dans tous les cas, sans exception à celle notée pour une même durée avant le froid; de plus, comme Koloman, Muller l'a montré, l'urine de la période de refroidissement est toujours plus concentrée. On connaît d'autre part l'effet produit par les affusions froides sur la respiration et le phénomène de suffocation que celles-ci déterminent. Nous voyons donc que l'hydrothérapie ainsi appliquée peut n'être pas indifférente, qu'elle peut avoir un retentissement marqué sur le rein, le poumon et le cœur. Il nous reste maintenant à savoir si ces effets peuvent avoir une action thérapeutique utile.

On sait que les affusions froides sont habituellement prescrites dans le traitement des infections graves, et sûrement elles ne paraissent pas provoquer de déterminations cardiaques fâcheuses. Mais lorsque des complications myocardiques ou endocardiques ont apparu avec tendance à la syncope et au collapsus, nous croyons qu'il est bon d'agir prudemment. Comme Weill, nous avons vu les bains froids donnés sans précaution provoquer, dans quelques cas de fièvre typhoïde grave avec complications cardiaques, du refroidissement prolongé, des frissons, de l'angoisse, de la cyanose plus ou moins généralisée; en un mot, les phénomènes de l'asthénie cardiaque peuvent suivre l'emploi imprudent des bains froids lorsque le cœur est déjà touché par l'infection. Nous pensons qu'alors l'hydrothérapie froide doit être remplacée par l'hydrothérapie tiède à 33 ou 34 degrés en refroidissant l'eau progressivement sans jamais en abaisser la température au-dessous de 28 degrés.

Lorsqu'il s'agit de lésions valvulaires chroniques, les indications de l'hydrothérapie froide peuvent se poser, mais assez rarement, à notre avis. Comme M. Barié, nous la rejetons dans le cas de lésions aortiques, qu'il s'agisse d'altérations valvulaires ou de lésions vasculaires. Les malades porteurs de ces affections sont, comme on le sait, fort impressionnables aux réflexes quels qu'ils soient, et la sensation déterminée par l'affusion froide ainsi que les phénomènes viscéraux qui l'accompagnent peuvent être brusquement suivis d'accidents sérieux.

Quand il s'agit d'affections valvulaires mitrales l'indication de l'hydrothérapie froide se pose rarement. Cependant, si le sujet souffre de troubles nerveux, palpitations, céphalée, insomnie, sans qu'il y ait d'ailleurs de troubles viscéraux ou périphériques sérieux, on pourra exceptionnellement recourir à l'usage de l'eau froide ou plutôt tiède. « La préférence sera accordée aux lotions rapides faites avec une eau à la température de 25 à 30 degrés, d'abord sur la poitrine, puis sur le dos, plus sensible. » (Peter.) On peut, de plus, pour stimuler la peau, ajouter un peu d'alcool à la lotion et la faire suivre de quelques frictions.

Quand il s'agit de lésions congénitales, l'emploi de l'eau froide nous paraît devoir être formellement interdit.

Lorsque les troubles cardiaques dépendent simplement de névroses du cœur comme celles-ci en général de l'anémie, de la neurasthénie ou des troubles dyspeptiques, c'est au traitement de ces états qu'il faudra s'adresser : nous savons que, pour les deux premiers tout au moins, l'hydrothérapie froide trouve son indication.

Enfin l'emploi de ces pratiques ne nous paraissent pas recommandables dans les cas d'artério-sclérose généralisée.

Cependant si le malade est depuis longtemps habitué aux douches, aux affusions froides ou aux pratiques du tub, nous croyons qu'il n'est pas nécessaire de les interrompre, mais il faut recommander la prudence la plus grande dans leur emploi.

Nous ne discuterons pas les indications des bains de vapeur, de l'étuve sèche ni de l'air comprimé dans le traitement des maladies du cœur ou des maladies artérielles, car, à notre avis, ces pratiques ne présentent aucun avantage ; elles peuvent être au contraire suivies d'accidents sérieux.

Si l'hydrothérapie thérapeutique doit être le plus souvent chez les cardiaques l'objet d'une proscription plus ou moins formelle, il n'en est pas de même de l'hydrothérapie de toilette ou de convenance, qu'il ne serait pas permis de rejeter complètement.

Nous avons dit que les bains de mer ne convenaient pas aux cardiaques ; les bains de rivière ne leur conviennent guère plus : l'impression toujours assez vive produite par l'immersion dans l'eau courante ne peut produire que de mauvais résultats. Pour les soins de la toilette, comme MM. Huchard et Barié, nous recommandons les bains tièdes ou modérément chauds ne dépassant pas 35 degrés, pris tous les huit à dix jours et ne durant jamais plus de quinze à vingt minutes. On pourra si l'on veut y ajouter de l'amidon, du son, etc. Si les symptômes nerveux sont marqués, l'usage des bains de tilleul pourra être recommandé, et il faudra défendre les bains de sel marin et les bains chloro-iodo-bromurés. Ceux-ci conviennent mieux lorsqu'il y a de l'atonie cardiaque avec déchéance nutritive marquée.

BIBLIOTHÈQUE NATIONALE IMPRIMÉS

TABLE DES MATIÈRES

DEUXIÈME PARTIE

Médications rationnelles par l'hygiène.

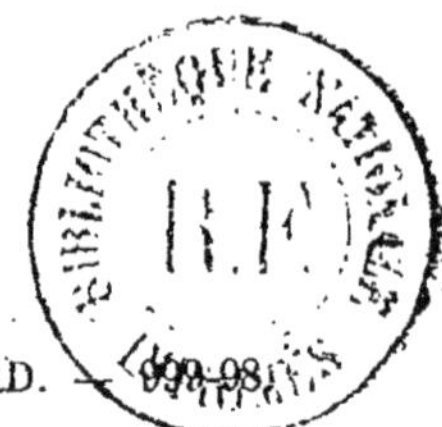

Coulommiers. — Imp. PAUL BRODARD. — 999-98.

MASSON & Cie, Éditeurs

LIBRAIRES DE L'ACADÉMIE DE MÉDECINE

120, Boulevard Saint-Germain, Paris

EXTRAIT DU CATALOGUE

VIENT DE PARAITRE

Traité élémentaire

DE

Clinique Thérapeutique

Par le Dr **Gaston LYON**

Ancien chef de clinique médicale à la Faculté de médecine de Paris

TROISIÈME ÉDITION REVUE ET AUGMENTÉE

1 volume grand in-8° de VIII-1332 *pages. Relié peau.* **20** fr.

La seconde édition de ce livre a reçu du public médical le même accueil favorable que la première. Nous trouvant par suite dans l'obligation agréable de préparer une troisième édition, nous avons considéré comme un devoir strict d'y apporter tous nos soins et de justifier ainsi la faveur soutenue dont notre ouvrage a été l'objet.

En raison du court espace de temps qui s'est écoulé entre la seconde édition et la présente, nous n'avions pas à enregistrer des progrès bien notables dans le domaine de la thérapeutique. Cependant, quelques médications nouvelles ont dû être mentionnées : notamment, le traitement sérothérapique de la peste, les différentes applications de l'opothérapie qui se sont multipliées depuis peu de temps, le traitement des cardiopathies par les agents physiques, les traitements chirurgicaux d'affections considérées jusque-là comme relevant exclusivement de la thérapeutique médicale (angiocholites infectieuses, ulcère de l'estomac, sténoses gastriques, etc.....)

D'autre part, un certain nombre de chapitres nouveaux ont été ajoutés, avec tous les développements que comporte leur importance; citons notamment ceux consacrés aux cardiopathies infantiles, aux sténoses du pylore, aux angiocholites infectieuses, aux péritonites aiguës, aux méningo-myélites aiguës, aux poliomyélites, à la peste, etc.....

Le chapitre consacré aux dyspepsies a été récrit en entier. Tous les autres chapitres de notre ouvrage ont été l'objet de modifications de détails : quelques-uns même ont été presque entièrement refondus (blennorragie, syphilis, neurasthénie, infections gastro-intestinales infantiles, etc.).

Sur la demande d'un grand nombre de nos lecteurs, une table alphabétique a été ajoutée, qui facilitera les recherches.

Le rôle du médecin change en même temps que se modifient les médications. La mise en œuvre des soins antiseptiques, l'emploi des injections de sérum, tout cela fait que le rôle actif du médecin grandit sans cesse. Nous avons tenu, dans cette édition, à insister sur les détails de direction des traitements, en un mot, à justifier, mieux encore que par le passé, notre titre de *Traité de clinique thérapeutique*.

BIBLIOT. PROUST.

Traité de Chirurgie

PUBLIÉ SOUS LA DIRECTION DE MM.

Simon DUPLAY
Professeur à la Faculté de médecine
Chirurgien de l'Hôtel-Dieu
Membre de l'Académie de médecine

Paul RECLUS
Professeur agrégé à la Faculté de médecine
Chirurgien des hôpitaux
Membre de l'Académie de médecine

PAR MM.

BERGER, BROCA, DELBET, DELENS, DEMOULIN, J.-L. FAURE, FORGUE
GÉRARD MARCHANT, HARTMANN, HEYDENREICH, JALAGUIER, KIRMISSON
LAGRANGE, LEJARS, MICHAUX, NÉLATON, PEYROT
PONCET, QUÉNU, RICARD, RIEFFEL, SEGOND, TUFFIER, WALTHER

DEUXIÈME ÉDITION ENTIÈREMENT REFONDUE

8 vol. gr. in-8 avec nombreuses figures dans le texte. En souscription. . . **150** *fr.*

TOME I. — 1 *vol. grand in-8° avec* 218 *figures* . . . . . . **18** *fr.*

RECLUS. — Inflammations, traumatismes, maladies virulentes.
BROCA. — Peau et tissu cellulaire sous-cutané.
QUENU. — Des tumeurs.
LEJARS. — Lymphatiques, muscles synoviales tendineuses et bourses séreuses.

TOME II. — 1 *vol. grand in-8° avec* 361 *figures* . . . . . **18** *fr.*

LEJARS. — Nerfs.
MICHAUX. — Artères.
QUÉNU. — Maladies des veines.
RICARD et DEMOULIN. — Lésions traumatiques des os.
PONCET. — Affections non traumatiques des os.

TOME III. — 1 *vol. grand in-8° avec* 285 *figures* . . . . . **18** *fr.*

NÉLATON. — Traumatismes, entorses, luxations, plaies articulaires.
QUÉNU. — Arthropathies, arthrites sèches, corps étrangers articulaires.
LAGRANGE. — Arthrites infectieuses et inflammatoires.
GÉRARD MARCHANT. — Crâne.
KIRMISSON. — Rachis.
S. DUPLAY. — Oreilles et annexes.

TOME IV. — 1 *vol. grand in-8° avec* 354 *figures* . . . . . **18** *fr.*

DELENS. — L'œil et ses annexes.
GÉRARD MARCHANT. — Nez, fosses nasales, pharynx nasal et sinus.
HEYDENREICH. — Mâchoires.

TOME V. — 1 *vol. grand in-8° avec* 187 *figures* . . . . . . **20** *fr.*

BROCA. — Face et cou. Lèvres, cavité buccale, gencives, palais, langue, larynx, corps thyroïde.
HARTMANN. — Plancher buccal, glandes salivaires, œsophage et pharynx.
WALTHER. — Maladies du cou.
PEYROT. — Poitrine.
PIERRE DELBET. — Mamelle.

TOME VI. — 1 *vol. grand in-8° avec* 218 *figures* . . . . . **20** *fr.*

MICHAUX. — Parois de l'abdomen.
BERGER. — Hernies.
JALAGUIER. — Contusions et plaies de l'abdomen, lésions traumatiques et corps étrangers de l'estomac et de l'intestin. Occlusion intestinale, péritonites, appendicite.
HARTMANN. — Estomac.
FAURE et RIEFFEL. — Rectum et anus.
HARTMANN et GOSSET. — Anus contre nature. Fistules stercorales.
QUENU. — Mésentère. Rate. Pancréas.
SEGOND. — Foie.

TOME VII. — 1 *fort vol. avec figures dans le texte* (Sous presse).

WALTHER. — Bassin.
TUFFIER. — Rein. Vessie. Uretères. Capsules surrénales.
FORGUE. — Urètre et prostate.
RECLUS. — Organes génitaux de l'homme.

TOME VIII. — 1 *fort vol. avec figures dans le texte* (Sous presse).

MICHAUX. — Vulve et vagin.
P. DELBET. — Maladies de l'utérus.
SEGOND. — Annexes de l'utérus, ovaires, trompes, ligaments larges, péritoine pelvien.
KIRMISSON. — Maladies des membres.

CHARCOT — BOUCHARD — BRISSAUD

BABINSKI, BALLET, P. BLOCQ, BOIX, BRAULT, CHANTEMESSE, CHARRIN, CHAUFFARD, COURTOIS-SUFFIT, DUTIL, GILBERT, GUIGNARD, L. GUINON, HALLION, LAMY, LE GENDRE, MARFAN, MARIE, MATHIEU NETTER, ŒTTINGER, ANDRÉ PETIT, RICHARDIÈRE, ROGER, RUAULT, SOUQUES, THIBIERGE, THOINOT, FERNAND WIDAL.

Traité de Médecine

DEUXIÈME ÉDITION

PUBLIÉ SOUS LA DIRECTION DE MM.

BOUCHARD
Professeur de pathologie générale à la Faculté de médecine de Paris, Membre de l'Institut.

BRISSAUD
Professeur agrégé à la Faculté de médecine de Paris, Médecin de l'hôpital Saint-Antoine.

CONDITIONS DE PUBLICATION

Les matières contenues dans la deuxième édition du TRAITÉ DE MÉDECINE seront augmentées d'un cinquième environ. Pour la commodité du lecteur, cette édition formera **dix volumes** *qui paraîtront successivement et à des intervalles rapprochés, de telle façon que l'ouvrage soit complet dans le courant de 1900. Chaque volume sera vendu séparément. Le prix de l'ouvrage est fixé dès à présent pour les souscripteurs jusqu'à la publication du Tome II à 150 fr.*

TOME Ier

1 vol. gr. in-8° de 845 pages, avec figures dans le texte. **16** fr.

Les Bactéries, par L. GUIGNARD, membre de l'Institut et de l'Académie de médecine, professeur à l'École de Pharmacie de Paris. — **Pathologie générale infectieuse,** par A. CHARRIN, professeur remplaçant au Collège de France, directeur de laboratoire de médecine expérimentale, médecin des hôpitaux. — **Troubles et maladies de la Nutrition,** par PAUL LE GENDRE, médecin de l'hôpital Tenon. — **Maladies infectieuses communes à l'homme et aux animaux,** par G.-H. ROGER, professeur agrégé, médecin de l'hôpital de la Porte-d'Aubervilliers.

TOME II

1 vol. grand in-8° avec figures dans le texte. (*Sous presse.*)

Fièvre typhoïde, par A. CHANTEMESSE, professeur à la Faculté de médecine, médecin des hôpitaux de Paris. — **Maladies infectieuses,** par F. WIDAL, professeur agrégé, médecin des hôpitaux de Paris. — **Typhus exanthématique,** par L.-H. THOINOT, professeur agrégé, médecin des hôpitaux de Paris. — **Fièvres éruptives,** par L. GUINON, médecin des hôpitaux de Paris. — **Diphtérie,** par A. RUAULT. — **Rhumatisme,** par ŒTTINGER, médecin des hôpitaux de Paris. — **Scorbut,** par TOLLEMER.

POUR PARAITRE PROCHAINEMENT

TOME III

1 vol. grand in-8° avec figures dans le texte.

Maladies cutanées, par G. THIBIERGE, médecin de l'hôpital de la Pitié. — **Maladies vénériennes,** par G. THIBIERGE. — **Pathologie du sang,** par A. GILBERT, professeur agrégé, médecin des hôpitaux de Paris. — **Intoxications,** par A. RICHARDIÈRE, médecin des hôpitaux de Paris.

Traité des   OUVRAGE

Maladies de l'Enfan

PUBLIÉ SOUS LA DIRECTION DE MM.

J. GRANCHER

Professeur à la Faculté de médecine de Paris,
Membre de l'Académie de médecine, médecin de l'hôpital des Enfants-Malad

J. COMBY
Médecin
de l'hôpital des Enfants-Malades.

A.-B. MARFA
Agrégé,
Médecin des hôpitaux

5 vol. grand in-8° avec figures dans le texte. . . **90** fr.

DIVISIONS DE L'OUVRAGE

TOME I. — *1 vol. in-8° de* XVI-816 *pages avec fig. dans le texte.* **15**
Physiologie et hygiène de l'enfance. — Considérations thérapeutiqu sur les maladies de l'enfance. — Maladies infectieuses.

TOME II. — *1 vol. in-8° de* 818 *pages avec fig. dans le texte.* **18**
Maladies générales de la nutrition. — Maladies du tube digesti

TOME III. — *1 vol. de* 950 *pages avec figures dans le texte.* **20**
Abdomen et annexes. — Appareil circulatoire. — Nez, laryn annexes.

TOME IV. — *1 vol. de* 880 *pages avec figures dans le texte.* **18**
Maladies des bronches, du poumon, des plèvres, du médiastin. — Ma ladies du système nerveux.

TOME V. — *1 vol. de* 890 *pages avec figures dans le texte.* **18**
Organes des sens. — Maladies de la peau. — Maladies du fœtus et nouveau-né. — Maladies chirurgicales des os, articulations, etc. *Table alphabétique des matières des 5 volumes.*

CHAQUE VOLUME EST VENDU SÉPARÉMENT

Traité de Thérapeutique chirurgic

PAR

Emile FORGUE
Professeur de clinique chirurgicale
à la Faculté de médecine de Montpellier,
Membre correspondant
de la Société de Chirurgie,
Chirurgien en chef de l'hôpital St-Eloi,
Médecin-major hors cadre.

Paul RECLUS
Professeur agrégé
à la Faculté de médecine de
Chirurgien de l'hôpital La
Secrétaire général
de la Société de Chirur
Membre de l'Académie de

DEUXIÈME ÉDITION ENTIÈREMENT REFONDUE

AVEC 472 FIGURES DANS LE TEXTE

volumes grand in-8° de 2116 pages

Traité de Gynécologie Clinique et Opératoire

Par le Dr Samuel POZZI

Professeur agrégé à la Faculté de médecine, Chirurgien de l'hôpital Broca, Membre de l'Académie de médecine.

TROISIÈME ÉDITION, REVUE ET AUGMENTÉE

1 vol. in-8o de XXII-1270 *pages, av.* 268 *fig. dans le texte. Relié toile :* **30** *fr.*

Je n'ai pas à faire l'éloge de ce traité qui, traduit en allemand, en anglais, en espagnol, en italien et en russe, a fait connaître la gynécologie française au monde entier. La troisième édition aura tout le succès des deux premières, si rapidement épuisées, parce que, comme ses sœurs aînées, elle a le mérite de contenir et de mettre au point les découvertes les plus récentes, sans rien négliger des acquisitions antérieures de la science gynécologique.

L'ordonnance générale du traité n'est pas changée, mais de nombreuses additions et des figures multiples sont venues l'enrichir. La thérapeutique chirurgicale des opérations pelviennes, en particulier, a été complètement revisée, et M. Pozzi, tout en restant laparotomiste convaincu, reconnaît à l'hystérectomie vaginale la large place qui lui est due... Au point de vue thérapeutique, je mentionnerai, comme nouvelles, les pages relatives aux différents procédés d'hystéropexie vaginale recommandés ces derniers temps, celles qui sont consacrées au traitement chirurgical du prolapsus et de la périnéorraphie. — L'anatomie pathologique et la bactériologie tiennent une grande place; de nombreuses figures originales inédites viennent très heureusement compléter des descriptions qui seraient un peu ardues à la simple lecture.

E. BONNAIRE (*Presse médicale*, 2 janvier 1897).

Précis d'Obstétrique

PAR MM.

A. RIBEMONT-DESSAIGNES
Agrégé à la Faculté de médecine
Accoucheur de l'hôpital Beaujon
Membre de l'Académie de médecine

G. LEPAGE
Professeur agrégé à la Faculté de médecine de Paris
Accoucheur de l'hôpital de la Pitié

QUATRIÈME ÉDITION

AVEC 590 FIGURES DANS LE TEXTE DESSINÉES PAR M. RIBEMONT-DESSAIGNES

1 vol. grand in-8o de plus de 1300 pages, relié toile : **30** *fr.*

Le Précis d'Obstétrique de MM. Ribemont-Dessaignes et Lepage est un bel et bon ouvrage, appelé à rendre de grands services aux praticiens par son plan et son exécution qui sont parfaits. Tenant le milieu entre les Manuels qui tentent les étudiants, mais ne leur apprennent pas grand'chose, et les traités magistraux qu'ils n'ont guère le temps ni les moyens d'aborder, cet ouvrage nous paraît réaliser parfaitement le but des auteurs, d'être un livre d'enseignement proprement dit. Et cet enseignement, c'est, dans ses grandes lignes, celui de M. Tarnier et de M. Pinard. (*Revue scientifique.*)

Cet ouvrage est appelé à rendre de grands services, non seulement à l'étudiant qui prépare ses examens, mais aussi au praticien, abandonné qu'il est, la plupart du temps, au milieu des multiples difficultés de la clinique, et avec une instruction pratique souvent insuffisante...

...Nous devons aussi parler de la partie iconographique de l'ouvrage, tous les dessins qui sont l'œuvre personnelle de M. Ribemont-Dessaignes, joignant à une exactitude photographique un aspect artistique qui donne au livre un aspect particulier. (*Revue de chirurgie.*)

L'ŒUVRE MÉDICO-CHIRURGICAL

Dr CRITZMAN, directeur

Suite de Monographies cliniques

SUR LES QUESTIONS NOUVELLES

en Médecine, en Chirurgie et en Biologie

La science médicale réalise journellement des progrès incessants; les questions et découvertes vieillissent pour ainsi dire au moment même de leur éclosion. Les traités de médecine et de chirurgie, quelque rapides que soient leurs différentes éditions, auront toujours grand'peine à se tenir au courant.

C'est pour obvier à ce grave inconvénient, auquel les journaux, malgré la diversité de leurs matières, ne sauraient remédier, que nous avons fondé, avec le concours des savants et des praticiens les plus autorisés, un recueil de Monographies dont le titre général, *l'Œuvre médico-chirurgical*, nous paraît bien indiquer le but et la portée.

Nous publions, aussi souvent qu'il est nécessaire, des fascicules de 30 à 40 pages dont chacun résume et met au point une question médicale à l'ordre du jour, et cela de telle sorte qu'aucune ne puisse être omise au moment opportun.

CONDITIONS DE LA PUBLICATION

Chaque monographie est vendue séparément . . . . . . **1** *fr.* **25**

Il est accepté des abonnements pour une série de 10 Monographies au prix à forfait et payable d'avance de **10** francs pour la France et **12** francs pour l'étranger (port compris).

MONOGRAPHIES PUBLIÉES

N° 1. **L'Appendicite**, par le Dr Félix Legueu, chirurgien des hôpitaux.

N° 2. **Le Traitement du mal de Pott**, par le Dr A. Chipault, de Paris.

N° 3. **Le Lavage du Sang**, par le Dr Lejars, professeur agrégé, chirurgien des hôpitaux, membre de la Société de chirurgie.

N° 4. **L'Hérédité normale et pathologique**, par le Dr Ch. Debierre, professeur d'anatomie à l'Université de Lille.

N° 5. **L'Alcoolisme**, par le Dr Jaquet, privat-docent à l'Université de Bâle.

N° 6. **Physiologie et pathologie des sécrétions gastriques**, par le Dr A. Verhaegen, assistant à la Clinique médicale de Louvain.

N° 7. **L'Eczéma**, par le Dr Leredde, chef de laboratoire, assistant de consultation à l'hôpital Saint-Louis.

N° 8. **La Fièvre jaune**, par le Dr Sanarelli, directeur de l'Institut d'hygiène expérimentale de Montévidéo.

N° 9. **La Tuberculose du rein**, par le Dr Tuffier, professeur agrégé, chirurgien de l'hôpital de la Pitié.

N° 10. **L'Opothérapie. Traitement de certaines maladies par des extraits d'organes animaux**, par A. Gilbert, professeur agrégé, chef du laboratoire de thérapeutique à la Faculté de médecine de Paris, et P. Carnot, docteur ès sciences, ancien interne des hôpitaux de Paris.

N° 11. **Les Paralysies générales progressives**, par le Dr Klippel, médecin des hôpitaux de Paris.

N° 12. **Le Myxœdème**, par le Dr Thibierge, médecin de l'hôpital de la Pitié.

N° 13. **La Néphrite des Saturnins**, par le Dr H. Lavrand, professeur à la Faculté catholique de Lille.

N° 14. **Le Traitement de la Syphilis**, par le Dr E. Gaucher, professeur agrégé, médecin de l'hôpital Saint-Antoine.

N° 15. **Le Pronostic des tumeurs basé sur la recherche du glycogène**, par le Dr A. Brault, médecin de l'hôpital Tenon.

N° 16. **La Kinésithérapie gynécologique** (*Traitement des maladies des femmes par le massage et la gymnastique*), par le Dr H. Stapfer, ancien chef de clinique de la Faculté de Paris.

PETITE BIBLIOTHÈQUE DE " LA NATURE "

Recettes et Procédés utiles, recueillis par Gaston TISSANDIER, rédacteur en chef de *la Nature. Neuvième édition.*

Recettes et Procédés utiles. *Deuxième série* : **La Science pratique,** par Gaston TISSANDIER. *Cinquième édition*, avec figures dans le texte.

Nouvelles Recettes utiles et Appareils pratiques. *Troisième série*, par Gaston TISSANDIER. *Troisième édition*, avec 91 figures dans le texte.

Recettes et Procédés utiles. *Quatrième série*, par Gaston TISSANDIER. *Deuxième édition*, avec 38 figures dans le texte.

Recettes et Procédés utiles. *Cinquième série*, par J. LAFFARGUE, secrétaire de la rédaction de *la Nature*. Avec figures dans le texte.

Chacun de ces volumes in-18 est vendu séparément

Broché . . . . 2 fr. 25 | Cartonné toile . . . . . . 3 fr.

La Physique sans appareils et la Chimie sans laboratoire, par Gaston TISSANDIER, rédacteur en chef de *la Nature. Septième édition* des *Récréations scientifiques. Ouvrage couronné par l'Académie* (*Prix Montyon*). Un volume in-8° avec nombreuses figures dans le texte. Broché, 3 fr. Cartonné toile, 4 fr.

Dictionnaire usuel des Sciences médicales

PAR MM.

DECHAMBRE, MATHIAS DUVAL, LEREBOULLET

Membres de l'Académie de médecine.

TROISIÈME ÉDITION, REVUE ET COMPLÉTÉE

1 vol. gr. in-8° de 1800 pages, avec 450 fig., relié toile. **25** fr.

Ce dictionnaire usuel s'adresse à la fois aux médecins et aux gens du monde. Les premiers y trouveront aisément, à propos de chaque maladie, l'exposé de tout ce qu'il est essentiel de connaître pour assurer, dans les cas difficiles, un diagnostic précis. Les gens du monde se familiariseront avec les noms souvent barbares que l'on donne aux symptômes morbides et aux remèdes employés pour les combattre. En attendant le médecin, ils pourront parer aux premiers accidents, et, en cas d'urgence, assurer les premiers secours.

La Photographie Franç[illegible]

REVUE MENSUELLE ILLUSTRÉE

des Applications de la Photographie à la Science, à l'A[illegible] et à l'Industrie.

Louis GASTINE, Directeur

[illegible] *sur beau papier de luxe, abondamment illustrée de* [illegible] *phototypies* et de *simili-gravures hors texte*, ainsi que [illegible] de reproductions de tous genres intercalées dans le [illegible] **PHOTOGRAPHIE FRANÇAISE** est le journal **le plus** [illegible] **le moins cher** de tous les véritables journaux de photograph[illegible]. C'est un organe *absolument indépendant, ouvert à toutes les* [illegible] *intéressantes* et fait dans un esprit absolument [illegible] pour contribuer au progrès de la photographie de la façon [illegible] élevée.

La PHOTOGRAPHIE FRANÇAISE *peut être mise dans* [illegible] En dehors de ses *chroniques d'actualité illustrées*, [illegible] **PHOTOGRAPHIE FRANÇAISE** publie des articles de fond [illegible] les plus récentes applications de la photographie à la [illegible] l'art et à l'industrie, des **relations de voyage**, des **nouvelle**[illegible] des **romans** illustrés par la photographie. — Elle rend comp[illegible] *nouvelles créations d'appareils et de produits* [illegible] — Elle signale tous les *procédés*, les nouvelles [illegible] nouvelles *formules*, les nouveaux *brevets* photographiques et [illegible] dans ses *Échos* toutes les *informations* capables, à un titre [illegible] d'intéresser ceux qui s'occupent de photographie. [illegible] numéro contient une **Revue** de tous les journaux de photog[illegible]

Enfin, elle mentionne tous les *Concours*, les *Expositions*, les [illegible] *Congrès* et *Conférences* photographiques ainsi que les [illegible] sociétés françaises et étrangères, sans préjudice des articles [illegible] vulgarisation des innombrables applications de [illegible] de véritables traités pratiques sur tous les [illegible] spéciaux de cet art.

C'est un journal technique, mais rédigé de façon à être com[illegible] lecteurs les plus étrangers aux choses photographiques et [illegible] est **très attrayante** parce que chaque numéro conti[illegible] considérable de *Variétés littéraires, artistiques, indus*[illegible] que tout le monde peut apprécier.

ABONNEMENTS :

[illegible] Paris, 6 fr. 50. — Province, 7 fr. — Étra[illegible]

Prix spéciaux pour les abonnés de LA NATU[illegible]

[illegible] 5 fr. 50. — Étra[illegible]

[illegible] *à toute personne qui en* [illegible]

[illegible] imprimeur, 1, rue Cassette, [illegible]

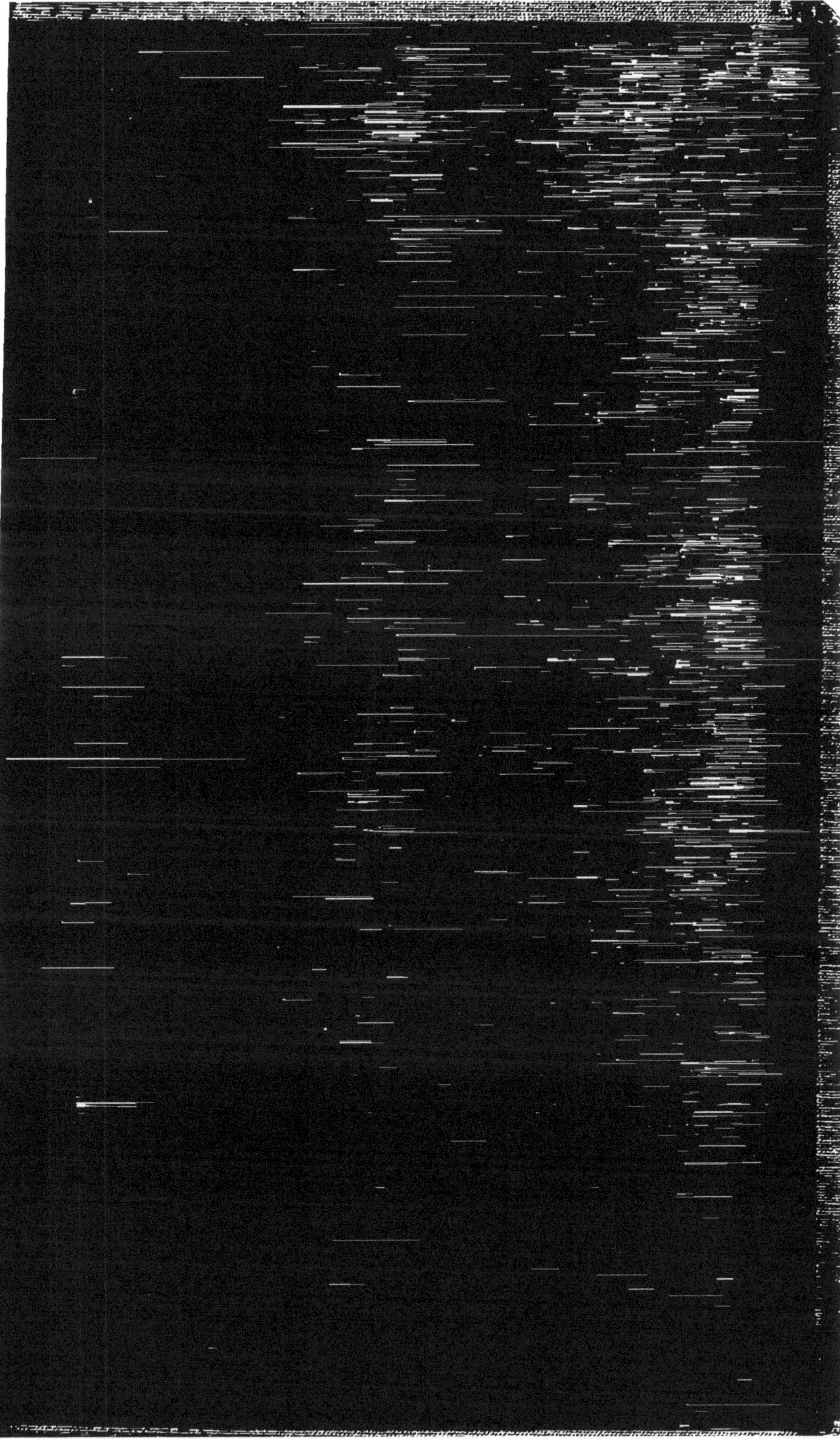

BIBLIOTHEQUE NATIONALE DE FRANCE
3 7531 03987257 8

www.ingramcontent.com/pod-product-compliance
Ingram Content Group UK Ltd.
Pitfield, Milton Keynes, MK11 3LW, UK
UKHW031044260726
13965UKWH00006B/279